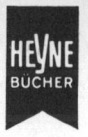

W0194486

ESOTERISCHES
WISSEN

Herausgeber dieser Reihe Michael Görden

# EDWARD BACH
# DIE
# HEILENDE NATUR

## Die Gedanken des Begründers
## der »Bach-Blüten-Therapie«
## zum Wesen von Krankheit und Gesundheit

*Originalausgabe*

WILHELM HEYNE VERLAG
MÜNCHEN

HEYNE ESOTERISCHES WISSEN
08/9550

Aus dem Englischen übertragen
von Ursula Fassbender

Copyright © 1990 by Wilhelm Heyne Verlag GmbH & Co. KG, München
Printed in Germany 1990
Umschlaggestaltung: Atelier Adolf Bachmann, Reischach
Umschlagzeichnung: Bettina Buresch, München
Satz: Kort Satz GmbH, München
Druck und Bindung: Presse-Druck Augsburg

ISBN 3-453-04023-6

# Inhalt

1   Wallingford Lecture
    (Vortrag vom 24. September 1936)   *8*

*Die Heilkräuter der Natur*
*Die Vorteile dieser neuen Heilmethode*
*Behandlungsprinzipien*
*Behandeln Sie den Patienten, nicht die Krankheit*
*Fünf Arten der Angst*


2   Die Geschichte der Wanderer (1934)   *22*

*Eine Allegorie der 16 Heilmittelzustände und*
*wie man durch einen Wald wandert*


3   Die Zwölf Heiler (1933)   *25*

*12 Indikationen*
*Das Mondzeichen*
*Sieben Schritte der Heilung*
*Die Heilmittel*


4   Befreie Dich selbst (1932)   *31*

*Nichts einfacher als das − die Geschichte des Lebens*
*Gesundheit hängt davon ab, daß wir in Harmonie*
*mit unserer Seele sind*

*Unsere Seelen sind vollkommen*
*Wenn wir unseren Instinkten folgen*
*Die Beeinflussung durch andere Menschen*
*Zwölf große Qualitäten*
*Die Verwirklichung unserer Göttlichkeit*
*Heilkräuter*
*Die wahre Natur der Krankheit*
*Anderen Freiheit geben, um selbst frei zu werden*
*Heilen*


5   Ihr leidet an Euch selbst (1931)   *62*

*Hahnemann und Paracelsus*
*Auf dem Weg ein wenig weiterkommen*
*Krankheit ist ein Korrektiv*
*Das Krankenhaus der Zukunft*
*Der Arzt von morgen*
*Gesundwerden*
*Freiheit lernen*
*Entgegengesetzte Tugenden entwickeln*
*Geld und Heilen*


6   Heile Dich selbst (1931)   *81*

*Das Versagen der modernen medizinischen
Wissenschaft*
*Fundamentale Lebensprinzipien*
*Primäre Krankheitsursachen*
*Das Entwickeln von positiven Eigenschaften*
*Freiheit geben und erlangen*
*Die Geschichte und Entwicklung der Heilkunst*
*Wie wir uns selbst helfen*
*Eine Betrachtung über das Leben*

7  Einige grundlegende Betrachtungen über
   Krankheit und Heilung (1930)   *130*

*Die großen Lektionen des Lebens*
*Hahnemann*
*Der Grund für Krankheit*
*Heilmittelgruppen*
*Sieben Persönlichkeitstypen*
*Dosierungsmethoden*
*11 Heilmittel*


8  Masonic Lecture (Oktober 1936)   *153*

*Eine wichtige Botschaft*
*Prinzipien des Heilsystems*
*Der Gottesfunken*
*Die Quelle des Friedens*
*Zunehmende Harmonie*
*Die Gemeinschaft der Menschen*

# Wallingford Lecture

(Ein öffentlicher Vortrag an Bachs 50. Geburtstag
am 24. September 1936)

Von Anbeginn der Menschheitsgeschichte an wissen wir,
daß Kräuter als Heilmittel verwendet wurden, und soweit
wie die Überlieferungen zurückreichen, hat der Mensch das
Vertrauen gehabt, daß in den Heilkräutern der Wiesen,
Täler und Hügel die Macht verborgen liegt, seine Krankheiten zu heilen. Jahrhunderte vor Christus waren die alten
Inder und Araber und andere Rassen Experten in der Verwendung der Geschenke der Natur – ebenso die frühen
Ägypter und später die Griechen und Römer und in geringerem Maße bis in unsere Zeit.

Es ist daher nicht wahrscheinlich, daß große Nationen
verschiedener Glaubensrichtungen und Hautfarbe seit Tausenden von Jahren beständig daran geglaubt und die Heilkräuter der Natur fortwährend studiert und als Heilmittel
verwendet haben, wenn sich dahinter nicht eine große
Wahrheit verbergen würde.

In alten Zeiten verwendeten und lehrten die Ärzte der
verschiedenen Länder nicht nur den Gebrauch der Heilpflanzen, sondern die Menschen an sich besaßen ein umfassendes Wissen über ihre Heilkraft und waren in der Lage, in
vielen Fällen von körperlichen Beschwerden für sich selbst
zu sorgen.

Dieses Land (England) ist keine Ausnahme, obwohl die Verwendung von Naturheilmitteln im Augenblick nicht so verbreitet ist, doch noch bis vor einer oder zwei Generationen und sogar heute noch in den abgelegeneren Teilen des Landes besitzen die Leute ihren eigenen Vorrat an Heilkräutern und wissen, wie man Krankheiten behandelt.

Während der letzten vier- oder fünfhundert Jahre wurden in England verschiedene Bücher über Kräuterheilkunde geschrieben, wovon das Werk von Culpepper, das vor fast 300 Jahren geschrieben wurde, eines der jüngsten und berühmtesten ist.

Dieses Buch findet man immer noch in vielen ländlichen Haushalten der Britischen Inseln, wo es studiert und benutzt und hoch geschätzt wird, und obwohl es über 300 Heilkräuter enthält, was bedeutet, daß ein gründliches Studium erforderlich ist, nehmen die Menschen doch die Mühe auf sich, sich dieses Wissen anzueignen und damit die meisten ihrer Beschwerden zu behandeln.

Im Laufe der Geschichte gab es Zeiten, wo Krankheit praktisch nur mit Hilfe von Heilkräutern allein erfolgreich behandelt wurde, zu anderen Zeiten war die große Kunst der Naturheilkunde zum größten Teil vergessen: Heute leben wir in einer solchen Zeit. Aber die Natur besitzt eine solche Macht, daß wir sicher sein können, daß sie zu uns zurückkehrt.

In alten Zeiten ging ein Großteil des Wissens mit ihr verloren, wenn eine große Nation verschwand, aber da Entdeckungen heute sofort universell verbreitet werden, besteht die Hoffnung, daß der Segen, der uns durch die Wiederentdeckung der Heilpflanzen zuteil wird, weltweite Verbreitung findet und dieses Wissen auf diese Weise immer in irgendeinem Land bewahrt wird. Die Heilkräuter, von denen ich in diesem Vortrag spreche, werden in vielen Teilen der Welt bereits häufig verwendet, obwohl sie erst kürzlich entdeckt wurden.

Wir können mit Sicherheit davon ausgehen, daß in den Zeiten, in denen man die richtigen Heilkräuter kannte und verwendete, wunderbare Heilerfolge an der Tagesordnung gewesen sind, und die Menschen dieser Zeit ein sehr großes Vertrauen in sie gehabt haben müssen. Wenn dies nicht der Fall gewesen wäre, hätten der Ruhm, das Vertrauen und der Glaube an die Heilkraft der Pflanzen den Aufstieg und Fall von Kulturen nicht überlebt und wären den Menschen nicht seit Hunderten und Tausenden von Jahren beständig im Gedächtnis geblieben.

Die Heilung mit den reinen, wunderbaren Naturheilmitteln ist sicherlich die Heilmethode, die die meisten von uns anspricht, und tief in unserem inneren Selbst spüren wir ganz genau, daß in der Tat etwas Wahres daran ist — etwas, das uns sagt, daß dies die Art und Weise ist, wie die Natur heilt, und daß es der richtige Weg ist.

Vertrauensvoll suchen wir in der Natur alles, was wir brauchen, um am Leben zu bleiben — Luft, Licht, Speise und Trank usw.: Es ist unwahrscheinlich, daß in diesem großen System, das uns mit allem versorgt, die Heilung unserer Krankheiten und unseres Leids vergessen worden sind.

Wir sehen also, daß die Kräuterheilkunde zurück in die frühesten Zeiten reicht, von denen der Mensch weiß, daß ihre Verwendung und ihr Ruhm all die Jahrhunderte überdauert hat und sie in vielen geschichtlichen Epochen die hauptsächliche und fast einzige Heilmethode gewesen ist.

Die Heilmethode, über die ich heute abend spreche, hat gegenüber anderen große Vorteile.

1. Alle Heilmittel werden aus wunderschönen Blumen, Pflanzen und Bäumen der Natur hergestellt, keines von ihnen ist giftig oder kann irgendeinen Schaden anrichten, egal welche Menge man davon eingenommen hat.

2. Es gibt nur 38 Heilmittel, was bedeutet, daß es leichter ist, die richtige Heilpflanze zu finden, als wenn es sehr viele Heilmittel gibt.

3. Die Methode der Wahl des Heilmittels ist so einfach, daß sie die meisten Menschen verstehen können.
4. Die Heilungen, die erzielt worden sind, waren so wunderbar, daß sie sogar alle Erwartungen derjenigen, die diese Methode verwenden, übertroffen haben, sowie die der Patienten, die den Nutzen davon hatten.

Diese Heilkräuter waren immer wieder auch dort erfolgreich, wo jede andere Behandlung, die ausprobiert wurde, versagt hat.

Und nun, wo Sie eine Vorstellung davon haben, wie alt und anerkannt die große Kunst des Heilens mit Hilfe von Heilpflanzen ist, wollen wir zum Hauptthema dieses Abends übergehen.

Dieser Vortrag beschäftigt sich mit zwei Hauptthemen:
1. Ich möchte Ihnen eine neue Methode der Kräuterheilkunde vorstellen.
2. Ich möchte Ihnen Ihre Angst vor Krankheiten weitestgehend nehmen.

Obwohl vergleichsweise nur wenige Jahre vergangen sind, seit die erste Gruppe der 38 Heilmittel entdeckt wurde, die unser heutiges Thema sind, haben diese Heilkräuter in der kurzen Zeit doch die wunderbarste Heilkraft bewiesen. Dieser Beweis wurde nicht nur in unserem Land, nicht nur auf unserem Kontinent, sondern in so fernen Ländern wie Indien, Australien, Neuseeland, Amerika usw. erbracht.

Folgende Punkte sind in bezug auf die Behandlung mit diesen Heilmitteln von Bedeutung:
1. Die Heilmittel werden alle aus wunderschönen Pflanzen und Bäumen der Natur hergestellt und keines von ihnen ist schädlich.
2. Ihre Anwendungsweise kann auch ohne medizinische Kenntnisse mühelos verstanden werden, so daß sie in jedem Haushalt verwendet werden können.

Denken Sie einen Augenblick darüber nach, was dies bedeutet. Unter uns gibt es in fast jeder Stadt oder fast jedem Dorf Menschen, die mehr oder weniger stark den Wunsch verspüren, in Krankheitsfällen helfen zu können; in der Lage zu sein, den Kranken von seinem Leid zu erlösen und ihn zu heilen, aber ihre Lebensumstände haben verhindert, daß sie Ärzte oder Krankenschwestern wurden, und sie glaubten nicht, daß sie ihren Wunsch verwirklichen könnten. Diese Heilpflanzen geben ihnen die Macht, in ihrer Familie, im Freundes- und Bekanntenkreis zu heilen.

Zusätzlich zu ihrer Beschäftigung sind sie in ihrer Freizeit in der Lage, viel Gutes zu tun, da heutzutage viele ihre Heilfähigkeit anwenden. Es gibt sogar einige Menschen, die ihren Beruf aufgegeben haben, um dieser Form des Heilens ihre ganze Zeit zu widmen.

Dies bedeutet für diejenigen, die immer das Ideal und davon geträumt hatten, die Menschheit von ihrem Leid zu befreien, daß es nun möglich für sie geworden ist, sei dies nun nur in ihrer eigenen Familie oder in einem größeren Umfang.

Ich möchte noch einmal nachdrücklich darauf hinweisen, daß keine wissenschaftlichen Kenntnisse notwendig sind, wenn man mit diesen Heilpflanzen behandelt − man muß nicht einmal den Namen der Krankheit kennen. Es geht nicht um die Krankheit − sondern nur um den Patienten. Es ist nicht wichtig, was der Patient hat. Es ist nicht die sogenannte Krankheit, die für die Behandlung wirklich wichtig ist, weil dieselbe Krankheit bei verschiedenen Menschen verschiedene Resultate hervorbringen kann.

Wenn die Auswirkungen bei allen Menschen immer dieselben wären, wäre es leicht, den Namen der Krankheit zu kennen, aber das ist nicht der Fall. Und das ist auch der Grund, warum es in der medizinischen Wissenschaft oftmals so schwierig ist, bestimmte Beschwerden, unter denen der Patient leidet, zu benennen.

Nicht die Krankheit ist von Bedeutung, sondern der Patient, die Art und Weise, in der er oder sie betroffen ist, was unser wahrer Führer zur Heilung ist.

Im alltäglichen Leben besitzt jeder von uns seinen eigenen Charakter. Dieser setzt sich aus unseren Vorlieben, Abneigungen, Vorstellungen, Gedanken, Wünschen, Zielen, der Art und Weise, wie wir andere behandeln usw. zusammen.

Nun besteht dieser Charakter nicht aus unserem Körper, sondern aus dem Geist, und der Geist ist der empfindlichste Teil von uns. Wie kann es uns da erstaunen, daß der Geist mit seinen verschiedenen Stimmungen der erste sein wird, der die Krankheitssymptome zeigt, und da er so empfindlich ist, wird er uns in Hinsicht auf die Krankheit ein viel besserer Führer sein, wie wenn wir uns auf den Körper verlassen.

Veränderungen in unserem Geist werden uns eindeutig zu dem Heilmittel führen, das wir brauchen, auch wenn der Körper erst geringe Anzeichen einer Veränderung aufweist.

Nun wollen wir unsere Aufmerksamkeit einigen der verschiedenen Möglichkeiten zuwenden, wie sich ein bestimmtes Leiden auf das Individuum auswirken kann.

Wir alle wissen, daß ein und dieselbe Krankheit uns völlig verschieden beeinflussen kann. Wenn Tommy die Masern hat, wird er womöglich nervös — Sissy ist womöglich ruhig und benommen — Jonny möchte verhätschelt werden — Klein Peter ist übernervös und ängstlich — Bobby möchte in Ruhe gelassen werden usw.

Wenn die Krankheit daher so verschiedene Auswirkungen hat, hat es gewiß keinen Sinn, allein die Krankheit zu behandeln. Es ist besser, Tommy, Sissy, Jonny, Peter und Bobby zu behandeln und jeden einzelnen von ihnen gesund zu machen — und fort sind die Masern.

Es ist wichtig, daß Sie sich einprägen, daß Sie sich nicht an den Masern orientieren sollen, um die richtige Behandlungsmethode zu finden, sondern daran, welche Wirkung die Krankheit auf den kleinen Patienten hat. Und die Stimmung des Kindes ist der sensibelste Führer, um herauszufinden, was dieser besondere Patient braucht.

Und so wie uns Stimmungen bei der Krankheit zur Behandlung führen, können sie uns auch warnen, bevor sich Beschwerden einstellen, und uns ermöglichen, den Angriff zu stoppen.

Klein Tommy kommt ungewöhnlich müde oder benommen oder nervös aus der Schule nach Hause oder er braucht Zuwendung oder möchte vielleicht in Ruhe gelassen werden usw. Er ist nicht ganz ›der alte‹, wie wir sagen. Freundliche Nachbarn kommen vorbei und meinen: »Tommy kränkelt etwas«, und Sie müssen abwarten, was er ausbrütet! Aber warum warten? Wenn Tommy nun seiner Stimmung gemäß behandelt wird, kann er sehr bald wiederhergestellt sein und, welche Krankheit auch immer auszubrechen drohte, sie wird meistens gar nicht mehr auftauchen, oder wenn dies geschieht, in einer so leichten Form, daß man es kaum bemerkt.

Und so ist es bei uns allen. Vor dem Ausbruch fast aller Beschwerden kommt gewöhnlich eine Zeit, in der man nicht auf der Höhe oder ein wenig erschöpft ist. Dies ist der Zeitpunkt, wo wir unseren Zustand behandeln, wieder fit werden und der Verschlechterung unseres Zustands Einhalt gebieten müssen.

Vorbeugung ist besser als Heilung und diese Heilmittel helfen uns auf wunderbare Weise, unser Wohlbefinden aufrechtzuerhalten und uns vor dem Angriff unangenehmer Dinge zu schützen.

Soviel zu den frühen Krankheitsstadien.

Nun wollen wir uns denjenigen zuwenden, die seit einiger Zeit oder sogar seit langem krank sind. Auch hier haben wir allen Grund zur Hoffnung entweder auf eine Besserung des Zustands oder vollständige Genesung. Niemand sollte jemals die Hoffnung aufgeben, wieder gesund zu werden.

Darüber hinaus sollten wir uns niemals vor dem Namen fürchten, den eine Krankheit erhalten hat. Schließlich, was ist schon ein Name. Es gibt keine Krankheit an sich, die unheilbar ist. Dies kann man mit Recht behaupten, weil diejenigen, die an Krankheiten litten, deren Namen am meisten gefürchtet sind, wieder gesund geworden sind. Wenn dies bei einigen Patienten möglich gewesen ist, können auch andere wieder gesund werden. Manchmal erfordert es weniger Zeit, bei manchen Menschen eine sogenannte schreckliche Krankheit zu heilen, als bei anderen Menschen eine weniger schwere Krankheit. Es hängt mehr von dem einzelnen als von der Krankheit ab.

Bei langwierigen Krankheiten gilt dasselbe Behandlungsprinzip wie bei kurzen oder leichten Erkrankungen oder wenn sich eine Krankheit ankündigt. Denn auch bei einem Leiden, das seit längerem besteht, haben wir immer noch unseren Charakter, unsere Wünsche, Hoffnungen, Vorstellungen, Vorlieben, Abneigungen usw.

Um es noch einmal zu wiederholen: Alles, was erforderlich ist, ist, darauf zu achten, welche Wirkung die Krankheit auf einen Patienten hat − ob er depressiv ist, keine Hoffnung auf Besserung hat, Angst vor einer Verschlechterung seines Zustands hat, nervös ist, Gesellschaft möchte, lieber Ruhe haben und alleine sein will usw., und das Heilmittel oder die Heilmittel zu suchen, die für die verschiedenen Stimmungen geeignet sind.

Und auch hier ist es wieder wundervoll, daß, wie bei einer Krankheit, die auszubrechen droht, sich diese nicht manifestieren wird, wenn wir den Patienten wiederherstellen können. In solchen Fällen also, wo die Patienten seit langem krank sind, geht es ihnen besser und sie werden wieder mehr sie selbst, wodurch dann auch die Krankheit verschwindet, egal um welche es sich handelt, sobald die verschiedenen Stimmungen, die Depression, die Angst etc. verschwunden sind.

Es gibt noch eine ganz andere Art von Menschen. Dabei handelt es sich um diejenigen, die im normalen Sinne des Wortes nicht wirklich krank sind, doch immer über irgendwelche Beschwerden klagen. Diese sind vielleicht nicht schwerwiegend, doch sie reichen aus, um das Leben bisweilen zu einer schweren Prüfung und einer Last zu machen, und diese Menschen wären tatsächlich dankbar, wenn sie ihre Beschwerden loswerden könnten. Meistens haben sie schon viele Dinge ausprobiert, um sich von ihren Problemen zu befreien, aber sie konnten keine Heilung finden.

Zu diesen Menschen gehören diejenigen, die häufig Kopfschmerzen haben. Andere leiden jedes Jahr unter schweren Erkältungen, andere haben Schnupfen, Rheuma, schlechte Verdauung oder verspannte Augen, Asthma oder leichte Herzbeschwerden, leiden unter Schlaflosigkeit usw., was immer es auch sein mag.

Und es ist eine große Freude, auch diesen Menschen helfen zu können. Oftmals hatten sie schon geglaubt, sie müßten ihre Beschwerden ihr ganzes Leben lang ertragen. Und darunter besonders diejenigen, die befürchtet hatten, daß sich ihre Symptome mit dem Alter noch verschlimmern würden. Solche Fälle können geheilt werden und oftmals stellt sich eine Besserung bereits kurz nach dem Beginn der Behandlung ein.

Und zum Schluß noch eine andere Gruppe: Menschen, denen es recht gut geht, die stark und gesund sind und doch ihre Schwierigkeiten haben.

Diese Menschen stellen fest, daß ihnen ihre Arbeit oder Freizeit durch folgende Dinge erschwert wird: Sie sind übertrieben ängstlich darauf bedacht, alles richtig zu machen. Oder sie sind zu enthusiastisch und verausgaben sich. Oder sie haben Angst zu versagen, halten sich für nicht so klug wie andere oder können sich nicht entscheiden, was sie wollen. Dazu gehören auch diejenigen, die Angst haben, daß den Menschen, die ihnen nahestehen, etwas zustoßen wird, die immer das Schlimmste befürchten, selbst ohne daß es einen Grund dafür gibt. Dazu zählen diejenigen, die überaktiv und rastlos sind und niemals Ruhe zu finden scheinen. Auch diejenigen, die zu empfindlich, schüchtern und nervös sind usw. All diese Beschwerden, obwohl sie vielleicht nicht als Krankheiten bezeichnet werden, verursachen Leid und Kummer. Doch auch sie können wieder in Ordnung gebracht werden, wodurch diese Menschen wieder Lebensfreude bekommen.

Wir sehen also, welch große Heilkraft das richtige Heilmittel besitzt, nicht nur in bezug darauf, uns gesund zu erhalten und uns vor Krankheit zu bewahren, nicht nur dahingehend, eine drohende Krankheit aufzuhalten, nicht nur um uns zu befreien und zu heilen, wenn wir leiden und krank sind, sondern uns sogar dann geistigen Frieden, Glück und Freude zu bringen, wenn mit unserer Gesundheit offensichtlich alles in Ordnung ist.

Noch einmal wollen wir folgendes sicherstellen: Ob man nun erschöpft oder ganz einfach nicht ganz auf der Höhe ist, ob man versucht, eine Krankheit zu verhindern, ob es sich um eine kurze oder lange Krankheit handelt, ist das Prinzip dasselbe: Behandle den Patienten! Behandeln Sie den Patienten entsprechend der Stimmung, dem Charakter, der Individualität, und Sie können nichts falsch machen.

Denken Sie noch einmal daran, wieviel Freude es einem Menschen bereitet, der in der Lage sein möchte, den Kranken etwas Gutes zu tun, sogar denjenigen zu helfen, für die die Medizin nichts mehr tun kann. Es verleiht ihnen die Macht, unter ihren Mitmenschen als Heiler zu wirken.

Denken Sie auch hier noch einmal darüber nach, daß uns dies zu einer völlig anderen Lebenseinstellung verhilft, da wir die Angst verlieren und unsere Hoffnung wächst.

Diese Heilkunst wurde praktiziert und veröffentlicht und großzügig an andere weitergegeben, so daß Menschen wie Sie sich im Krankheitsfall selbst helfen oder sich gesund und stark erhalten können. Es erfordert keine Wissenschaft, nur ein wenig Wissen und Mitgefühl und Verständnis für die menschliche Natur, was bei fast allen von uns ganz natürlich ist.

## Die Heilmittel

Die Zeit dieses Abends reicht nicht aus, um Ihnen eine detaillierte Beschreibung von allen 38 Heilmitteln zu geben. Und es ist auch nicht unbedingt notwendig, weil Sie das Prinzip kennen, das sich auf alle Mittel anwenden läßt, wenn Sie verstehen, wie drei oder vier Heilmittel verwendet werden.

Daher wollen wir uns mit den Heilmitteln beschäftigen, die bei Angst verordnet werden. Es spielt keine Rolle, ob es sich um einen Unfall, eine plötzliche oder lange Krankheit handelt oder sogar um Menschen geht, denen nichts Besonderes fehlt. Wenn Angst vorhanden ist, sollte eines der Heilmittel gegen Angst verordnet werden.

Natürlich können gleichzeitig andere Heilmittel notwendig sein, da verschiedene andere Zustände vorhanden sein können. Dann sollten sie zusätzlich verabreicht werden, aber dies hängt von dem jeweiligen Fall ab.

Angst in der einen oder anderen Form ist weit verbreitet, nicht nur unter den Kranken, sondern sie kommt auch bei uns selbst vor, die sich ansonsten wohl fühlen. Aber was auch immer es sein mag, die Heilmittel werden uns helfen, uns von dieser großen Last zu befreien, die wir Angst nennen.

Es gibt fünf Arten der Angst und deshalb fünf Heilmittel, eines gegen jede der fünf Formen der Angst.

Das erste Heilmittel ist angezeigt, wenn die Angst sehr groß ist und sich zu Furcht oder Panik steigert. Entweder wurzelt die Angst in dem Patienten oder sie wird dadurch verursacht, daß der Zustand so ernst ist, daß er auch bei anderen Menschen starke Angst auslöst. Sie könnte bei einer plötzlichen Krankheit oder einem Unfall auftreten, aber immer dann, wenn ein dringender Notfall oder große Gefahr auftaucht.

In diesem Fall gibt man das Heilmittel Rock Rose, das aus einer kleinen Pflanze mit dem Namen ›Gemeines Sonnenröschen‹ hergestellt wird.

Das Gemeine Sonnenröschen ist eine wunderschöne Pflanze mit hellgelben Blüten. Es wächst an Berghängen oftmals dort, wo der Boden steinig oder felsig ist, und als Zierpflanze findet man es in Steingärten, obwohl man als Heilmittel immer die wildwachsende Pflanze verwenden sollte.

Dieses Heilmittel hat schon wundervolle Wirkungen erzielt und in vielen alarmierenden Fällen trat innerhalb von Minuten oder Stunden nach seiner Einnahme bereits eine Besserung ein.

Die Schlüsselbegriffe für dieses Heilmittel sind: Panik, Furcht, eine große, unvorhergesehene Not oder Gefahr.

Die zweite Art der Angst ist häufiger: Es ist die Angst, der wir im Alltagsleben begegnen.

Die normalen Ängste, unter denen so viele von uns leiden, sind folgende: Angst vor Unfällen, Angst vor Krankheit, Angst vor Verschlimmerung einer Krankheit, Angst vor der Dunkelheit, Angst vor dem Alleinsein, Angst vor Einbrechern oder Feuer. Angst vor Armut, vor Tieren, vor anderen Menschen usw. Angst vor konkreten Dingen, ob es dafür einen Grund gibt oder nicht.

Das Heilmittel für diese Angst ist eine wunderschöne Pflanze namens Mimulus (Gefleckte Gauklerblume). Sie ist der Moschuspflanze ziemlich ähnlich. Sie wächst in klaren, fließenden Gewässern und an Flußufern.

Die dritte Art der Angst ist die Angst vor unklaren, unvorhersehbaren Dingen, die nicht erklärt werden können. So als ob etwas Furchtbares passieren wird, ohne daß man eine Ahnung hat, was dies sein könnte.

All diese Ängste, für die man keinen Grund angeben kann und die doch sehr real und aufwühlend sind, erfordern das Heilmittel, das aus der Espe gewonnen wird (Aspen). Und die Erleichterung, die dieses Heilmittel vielen Menschen verschafft hat, ist wirklich wunderbar.

Die vierte Art der Angst besteht darin, daß der Geist überfordert wird und die Spannung nicht aushalten kann.

Wenn Impulse in uns aufsteigen, Dinge zu tun, an die wir normalerweise nicht einmal denken oder auch nur einen Augenblick lang in Erwägung ziehen sollten.

Das Heilmittel für diesen Angstzustand wird aus der Kirschpflaume (Cherry Plum) gewonnen, die in ländlichen Gegenden an Hecken wächst. Sie vertreibt alle falschen Vorstellungen und gibt dem Patienten geistige Kraft und Vertrauen.

Die fünfte Angst schließlich ist die Angst um andere, besonders die Menschen, die uns nahestehen.

Wenn sie zu spät kommen, glaubt man, daß ein Unfall passiert sein muß. Wenn sie in Urlaub fahren, befürchtet man, daß irgendein Unheil über sie hereinbricht. Manche Krankheiten werden sehr schwer und sogar diejenigen, die nicht ernsthaft krank sind, leiden unter großer Angst. Sie befürchten immer das Schlimmste und erwarten Unheil.

Das Heilmittel für diese Menschen ist die rote Kastanienblüte (Red Chestnut) von dem Kastanienbaum, den wir alle so gut kennen. Es beseitigt diese Ängste sehr schnell und verhilft uns dazu, wieder normal zu denken.

Man kann diese fünf verschiedenen Formen der Angst nur schwer miteinander verwechseln, da sie ziemlich unterschiedlich sind. Obwohl Angst die häufigste Stimmung ist, die wir behandeln müssen, ist eines oder mehrere der fünf Heilmittel notwendig, um sie in all ihren Formen zu bekämpfen.

Unter den anderen Heilmitteln finden Sie diejenigen, die bei allen Zuständen, die auftreten können, verwendet werden. Wie zum Beispiel Mittel für diejenigen, die an Unsicherheit leiden, niemals wissen, was sie wollen oder was für sie richtig ist. Einige Mittel für Einsamkeit, andere für diejenigen, die überempfindlich sind. Andere für Depression usw.

Und mit sehr wenig Mühe kann man das Heilmittel oder die Heilmittel finden, die ein Patient braucht.

Und noch einmal ist der wichtigste Punkt folgender: So wunderbar dies auch scheinen mag, befreien Sie Ihren Patienten von der Stimmung oder den Stimmungen, die in dieser Heilmethode beschrieben werden, und Ihrem Patienten wird es bessergehen.

# 2

## Die Geschichte der Wanderer

### (1934)

Es war einmal vor langer Zeit, da machten sich 16 Wanderer auf die Reise durch einen Wald.

Zunächst ging alles gut, aber nachdem sie ein ziemliches Stück Weg zurückgelegt hatten, begann sich einer von ihnen, nämlich der Odermennig, Sorgen zu machen, ob sie auch auf dem richtigen Weg waren. Später am Nachmittag, als es immer dunkler wurde, bekam die Gefleckte Gauklerblume Angst, sie hätten ihren Weg verloren. Als die Sonne unterging und es immer dunkler wurde und die nächtlichen Geräusche des Waldes erklangen, bekam das Gemeine Sonnenröschen große Furcht und geriet in Panik. Mitten in der Nacht, als alles stockfinster war, verlor der Stechginster alle Hoffnung und sagte: »Ich kann nicht mehr weiter. Geht ihr nur, aber ich bleibe hier, wo ich bin, bis mich der Tod von meinem Leiden erlöst.«

Die Eiche andererseits, obwohl auch sie jede Hoffnung verloren hatte und glaubte, sie würde den Sonnenschein nie mehr wiedersehen, meinte: »Ich werde bis zum letzten Augenblick kämpfen«, und sie kämpfte verbissen weiter.

Der Einjährige Knäuel hatte noch eine schwache Hoffnung, aber bisweilen litt er so stark unter Unsicherheit und Unentschlossenheit, wollte einmal den Weg einschlagen und gleich darauf den anderen. Die Gemeine Waldrebe stapfte ruhig und geduldig dahin, aber sie machte sich so gar keine

Gedanken darüber, ob sie in den ewigen Schlaf sinken oder aus dem Wald herausfinden würde. Der Bittere Enzian munterte die Gesellschaft manchmal ein wenig auf, aber ein andermal wieder verfiel er in einen Zustand der Verzweiflung und Depression.

Die anderen Wanderer hatten niemals Angst, daß sie es nicht schaffen würden und wollten ihren Gefährten auf ihre eigene Weise helfen.

Das Heidekraut war sich ganz sicher, daß es den Weg wußte, und wollte, daß ihm die ganze Gesellschaft folgte. Die Zichorie kümmerte sich nicht um den Ausgang der Wanderung, sondern war voller Sorge, ob ihre Gefährten fußkrank oder müde waren oder genug zu essen hatten. Die Bleiwurz hatte nicht besonders viel Vertrauen in ihre Urteilsfähigkeit und wollte jeden Weg ausprobieren, um sicherzugehen, daß sie nicht in die falsche Richtung liefen, und das bescheidene, kleine Tausendgüldenkraut wollte die Last so erleichtern, daß es bereit war, das Gepäck von jedem anderen zu tragen. Leider trug es im allgemeinen die Last derjenigen, die am besten in der Lage waren, sie selbst zu tragen, weil sie diejenigen waren, die am lautesten schrien.

Das Quellwasser, das Feuer und Flamme war zu helfen, deprimierte die Gesellschaft ein wenig, weil es alles kritisierte, was sie falsch machten, und doch wußte es den Weg. Das Eisenkraut kannte den Weg auch sehr gut, obwohl es ein wenig verwirrt war, und ließ sich des langen und breiten darüber aus, welches der einzige Weg war, der aus dem Wald herausführte. Auch das Drüsentragende Springkraut kannte den Heimweg sehr gut, so gut, daß es mit denjenigen, die langsamer als es waren, sehr ungeduldig wurde. Die Sumpf-Wasserfeder war diesen Weg bereits vorher schon einmal gegangen und kannte den richtigen Weg und war doch ein wenig stolz und hochmütig, daß die anderen ihn nicht wußten. Sie hielt sie für ein wenig minderwertiger.

Und schließlich kamen sie alle heil aus dem Wald heraus.

Nun leben sie als Führer für andere Wanderer, die diese Reise noch nicht gemacht haben, und, weil sie den Weg durch den Wald und die Dunkelheit der Nacht kennen, begleiten sie den Wanderer als ›unerschrockene Kavaliere‹, und jeder der 16 Begleiter gibt ihnen das nötige Beispiel und lehrt sie in ihrer eigenen Weise die notwendige Lektion.

Der Odermenning streift völlig sorglos umher und macht über alles seine Scherze. Die Gefleckte Gauklerblume kennt keine Angst. Das Gemeine Sonnenröschen ist selbst in den dunkelsten Augenblicken ein Abbild des ruhigen, heiteren Muts. Der Stechginster erzählt den Wanderern in der dunkelsten Nacht von den Fortschritten, die sie machen werden, wenn die Sonne am Morgen wieder aufgeht.

Die Eiche steht unerschütterlich im stärksten Sturm. Die Augen der Gemeinen Waldrebe sind voller Freude auf das Ende der Reise gerichtet. Keine Schwierigkeiten oder Rückschläge können den Bitteren Enzian entmutigen.

Das Heidekraut hat erfahren, daß jeder Wanderer seinen eigenen Weg gehen muß und geht ruhig voraus, um zu zeigen, daß dies möglich ist. Die Zichorie, die immer darauf wartet, jemandem ihre hilfreiche Hand reichen zu können, tut dies nur, wenn man sie darum bittet, und dann tut sie es ganz ruhig. Die Bleiwurz kennt die schmalen Pfade, die nirgendwo hinführen, so gut, und das Tausendgüldenkraut sucht immer nach den Schwächsten, denen ihre Last zu schwer ist.

Das Quellwasser hat vergessen, den anderen Vorwürfe zu machen und verbringt seine ganze Zeit damit, sie zu ermutigen. Das Eisenkraut hält keine Predigten mehr, sondern weist still den Weg. Das Drüsentragende Springkraut kennt keine Eile, sondern trödelt unter den Letzten dahin, um mit ihnen Schritt zu halten. Und die Sumpf-Wasserfeder, mehr Engel als Mensch, streicht wie ein warmer Windhauch oder ein herrlicher Sonnenstrahl über die Gesellschaft und segnet jeden einzelnen von ihnen.

# Die Zwölf Heiler

(Erschienen bei Epsom*, 1933)

Vielen von uns, die die folgenden Heilmittel verwendet haben, ist ihre Heilkraft wohl bekannt. Die damit erzielten Resultate haben unsere Erwartungen weit übertroffen. Hunderte sogenannter unheilbarer Fälle sind wieder gesund und glücklich geworden.

Diese Heilmittel werden entsprechend dem geistigen Zustand des Patienten verschrieben, wobei die körperliche Krankheit vollkommen ignoriert wird.

Die 12 Indikationen lauten folgendermaßen:

1. gequält                Agrimony
2. Furcht                 Rock Rose
3. Angst                  Mimulus
4. Gleichgültigkeit       Clematis
5. Schmerz                Impatiens
6. Unentschlossenheit     Scleranthus
7. Der Enthusiast         Vervain
8. Mutlosigkeit           Gentian
9. ›Der Fußabtreter‹      Centaury
10. Der Narr              Cerato
11. Kummer                Water Violet
12. Stauung               Chicory

---

* Dieser Artikel erschien wahrscheinlich in ›The Naturopathic Journal‹.

Im wesentlichen gibt es 12 Hauptpersönlichkeitstypen, von denen jeder in positiver und negativer Form zum Ausdruck kommen kann.

Diese Persönlichkeitstypen werden uns von dem Tierkreiszeichen angezeigt, in dem sich der Mond zum Zeitpunkt der Geburt befindet, und ein Studium dieser Zeichenkonstellation liefert uns die nachfolgenden Erkenntnisse:

1. Den Persönlichkeitstyp.
2. Sein Lebensziel und -werk.
3. Das Heilmittel, das ihn bei seiner Lebensaufgabe unterstützen wird.

Als Heiler beschäftigen wir uns nur mit den negativen Manifestationen der 12 Persönlichkeitstypen.

Das Geheimnis des Lebens liegt darin, in Hinsicht auf unsere Persönlichkeit aufrichtig und wahrhaftig zu sein und nicht unter der Einmischung äußerer Einflüsse zu leiden.

Unsere Persönlichkeit erfahren wir durch die Position des Mondes zum Zeitpunkt der Geburt. Aber die Astrologen messen den Planeten eine zu große Bedeutung bei, denn wenn wir unserer Persönlichkeit treu und uns selbst gegenüber aufrichtig sein können, brauchen wir keine planetarischen oder äußeren Einflüsse zu fürchten. Die Heilmittel unterstützen uns darin, unsere Persönlichkeit zu erhalten.

Nur in den frühen Entwicklungsstadien werden wir direkt von einem oder mehreren Planeten beeinflußt und beherrscht. Wenn wir erst einmal Liebe entwickeln und zwar die tiefe Liebe zu unseren Nächsten, befreien wir uns von unseren Sternen, verlieren unseren Schicksalsfaden und steuern unser Schiff nun selbst, sei dies nun zum Besseren oder zum Schlechteren.

Was Hahnemann, Culpepper und die anderen großen Sucher finden wollten, ist die weltliche, geistige Reaktion, welche diese 12 Persönlichkeiten anzeigt, sowie die Heilmittel, die zu jedem Typ gehören.

Wir haben 12 Heilmittel. Wie einfach ist es nun, sie mit einer großen Genauigkeit zu verordnen und unseren Patienten den Grund für ihre Disharmonie, ihre innere Zwietracht, ihre Krankheit zu erklären und sie auf die einfache Botschaft hinzuweisen, um sie wieder in Harmonie mit der Unendlichkeit ihrer Seele zu bringen und ihre geistige und körperliche Gesundheit wiederherzustellen.

Die Heilung vollzieht sich in sieben Schritten in folgender Reihenfolge:

Frieden

Hoffnung

Freude

Vertrauen

Sicherheit

Weisheit

Liebe

Und wenn der Patient erst einmal von Liebe erfüllt ist, nicht von Selbstliebe, sondern der Liebe des Universums, dann hat er dem, was wir Krankheit nennen, den Rücken gekehrt.

Clematis-Menschen sind gleichgültig und haben nicht genügend Interesse am Leben. Sie sind apathisch und machen keine wirkliche Anstrengung, sich von Krankheit zu erholen oder sich auf ihre tägliche Arbeit zu konzentrieren. Oftmals schlafen sie gerne viel und haben einen etwas weltfremden Blick in ihren Augen.

Die Agrimony-Leute sind innerlich von Sorgen und Ängsten gequält, obwohl sie sich äußerlich tapfer geben, um ihre Spannung zu verbergen. Häufig trinken sie übermäßig viel oder nehmen Drogen, um den Streß ertragen zu können.

Die Scleranthus-Menschen sind voller Unentschlossenheit. Es fällt ihnen schwer, im Alltag eine Entscheidung zu fällen und im Krankheitsfall sind sie unsicher, was sie wollen, wobei sie erst das eine für das Richtige halten und dann wieder das andere.

Cerato sind die Narren. Sie sollten kluge Lehrer sein, aber sie scheinen zu sehr auf die Meinungen anderer Menschen zu hören und lassen sich von äußeren Umständen zu leicht beeinflussen.

Impatiens ist der Schmerz des heiteren Typen, der dadurch verursacht wird, daß ein Kanal blockiert ist, durch den spirituelles Licht und Wahrheit fließen kann. In der Ursache dieses Zustands ist oftmals ein gewisses Maß an Grausamkeit enthalten.

Centaury sind die ›Fußabtreter‹. Ihnen scheint alle Macht der Individualität oder die Fähigkeit zu fehlen, sich dagegen zu wehren, von jedem benutzt zu werden. Sie kämpfen nicht darum, ihre Freiheit wiederzuerlangen.

Water Violet ist der Kummer und zwar ein Kummer von der Art, wie ihn nur große Seelen verspüren, die mit Mut und Resignation tapfer und klaglos ihren Kummer tragen, ohne andere damit zu belästigen, oder zuzulassen, daß er ihr Lebenswerk beeinträchtigt.

Mimulus ist voller Angst. Diese Menschen machen den schwachen Versuch, ihren Verfolgern zu entkommen, aber sie scheinen wie hypnotisiert und erdulden ihre Angst still und ohne Widerstand. Im allgemeinen finden sie immer Entschuldigungen für ihr Verhalten.

Vervain ist der Enthusiast. Hier haben wir es mit denjenigen zu tun, die sich zu sehr darum bemühen, ihre Ideale zu erreichen und sich dabei selbst verletzen. Es handelt sich um die Menschen, die hochgesteckte Ziele haben, aber anstatt daß sie Nachsicht und Geduld üben, machen sie es mit Energie und Eile. Es sind die Menschen, die genügend große Fortschritte gemacht haben, um zu erkennen, daß man große Ideale nur ohne Streß oder Eile erreicht.

Chicory sind die Leute, die dienen möchten und bei denen die Liebe bereits gut entwickelt ist und die doch zulassen, daß äußere Einflüsse den freien Fluß ihrer Liebe behindern und deshalb geistig und auch körperlich gestaut werden.

Gentian ist die Entmutigung. Auch hier handelt es sich wiederum um Menschen, die gerne viel tun wollen und doch zulassen, daß sie von Zweifel oder Depression beeinflußt werden, wenn Schwierigkeiten auftauchen. Oftmals wollen sie zu sehr, daß alles nach ihrem eigenen Kopf geht, anstatt die Dinge von einer größeren Perspektive aus zu betrachten.

Rock Rose ist die Furcht. Die Furcht vor etwas Größerem als materielle Dinge. Die Furcht vor dem Tod, Selbstmord oder übernatürlichen Kräften. Hier handelt es sich um die Menschen, die um ihre geistige Freiheit kämpfen.

Wenn wir nun an die 12 Eigenschaften Christi denken, nach denen wir am meisten streben und die er uns lehren wollte, finden wir die 12 großen Lektionen des Lebens.

Und obwohl wir all diese Lektionen lernen müssen, konzentrieren wir uns auf eine bestimmte. Dies wird durch die Stellung des Mondes zum Zeitpunkt unserer Geburt angezeigt, was auf das Hauptziel unseres Lebens hinweist.

| Heilmittel | Zu entwickelnde Qualität | Fehler |
| --- | --- | --- |
| Agrimony | Stille | gequält |
| Scleranthus | Beständigkeit | Unentschlossenheit |
| Vervain | Toleranz | Der Enthusiast |
| Clematis | Güte | Gleichgültigkeit |
| Chicory | Liebe | gestaut |
| Gentian | Verständnis | Mutlosigkeit |
| Water Violet | Freude | Kummer |
| Centaury | Macht | Der ›Fußabtreter‹ |
| Impatiens | Verzeihen | Schmerz |
| Cerato | Weisheit | Der Narr |
| Rock Rose | Mut | Furcht |
| Mimulus | Mitgefühl | Angst |

Vorratsflaschen dieser Heilmittel können von den führenden homöopathischen Herstellern bezogen werden, obwohl man sie auch selbst herstellen kann, wie nachfolgend beschrieben wird.

Nehmen Sie eine dünne Glasschale und füllen Sie sie mit klarem Wasser aus einem Fluß oder vorzugsweise einer Quelle, und legen Sie genügend Blüten der Pflanzen hinein, so daß die Oberfläche bedeckt ist. Lassen Sie die Schale im hellen Sonnenschein so lange stehen, bis die Blüten anfangen zu verwelken. Nehmen Sie die Blüten vorsichtig heraus und gießen Sie das Wasser in Flaschen, wobei Sie die gleiche Menge Brandy zur Konservierung beifügen.

Ein einziger Tropfen benügt, um eine 0,2-Liter-Flasche mit Wasser zu präparieren, aus der man dann teelöffelweise die erforderliche Dosis entnehmen kann.

Die Dosis sollte so bemessen werden, wie es der Patient für notwendig hält: In akuten Fällen stündlich; drei- oder viermal täglich in chronischen Fällen, bis eine Besserung eintritt und die Patienten ohne das Mittel auskommen können.

Clematis, die Freude der Wanderer, schmückt unsere Hecken dort, wo der Boden kalkhaltig ist. Agrimony und Vervain finden wir an Wegrändern, Chicory und Scleranthus in Kornfeldern. Centaury, Gentian und Rock Rose in Wiesen. Mimulus Lutheus und Impatiens Royalei wachsen in Vollkommenheit in der Nähe von Crichowell, ein paar Meilen entfernt von Abergavenny, obwohl man erstere Pflanze auch in anderen Grafschaften Englands findet. Ceratostigma wächst in Großbritannien nicht wild, aber es gibt diese Pflanzen in den Gärten von ›Pleasaunce‹, Overstrand, Norfolk und in Kew Gardens. Water Violet kommt in unseren sehr klaren, wundervollen Flüssen vor.

Wir wollen Gott immer dafür preisen, daß er in seiner Gnade die Heilkräuter für unsere Heilung auf den Wiesen wachsen läßt.

# 4

## Befreie Dich selbst
### (1932)

### Einführung

Es ist unmöglich, die Wahrheit in Worte zu fassen. Der Autor dieses Buches hat nicht die Absicht zu predigen, denn in der Tat verabscheut er diese Methode der Wissensvermittlung. Er hat auf den nachfolgenden Seiten versucht, so klar und einfach wie möglich den Sinn unseres Lebens aufzuzeigen, sowie den Zweck der Schwierigkeiten, mit denen wir konfrontiert werden, und die Mittel, mit denen wir unsere Gesundheit wiederherstellen können. Und in der Tat möchte er aufzeigen, wie jeder von uns zu seinem eigenen Arzt werden kann.

### Kapitel 1
### Nichts einfacher als das — die Geschichte des Lebens

Ein kleines Kind hat beschlossen, rechtzeitig zum Geburtstag seiner Mutter das Bild eines Hauses zu malen. Im Geist des kleinen Mädchens ist das Haus bereits gemalt. Sie weiß, wie es bis ins kleinste Detail aussieht, und muß dieses Bild nur noch zu Papier bringen.

Sie holt den Malkasten, den Pinsel und einen Lappen hervor und voller Begeisterung und Glück macht sie sich an die Arbeit. Ihre ganze Aufmerksamkeit und ihr volles Interesse konzentriert sich auf ihr Tun — nichts kann sie von ihrer augenblicklichen Arbeit ablenken.

Das Bild wird rechtzeitig zum Geburtstag fertig. So gut, wie sie konnte, hat sie ihre Vorstellung von einem Haus umgesetzt. Es ist ein Kunstwerk, weil sie es ganz alleine gemacht hat, jeder Pinselstrich wurde aus Liebe zu ihrer Mutter gemacht, jedes Fenster, jede Tür in der Überzeugung gemalt, daß sie genau dort sein muß. Selbst wenn es aussieht wie ein Heuschober, ist es das vollkommenste Haus, das jemals gemalt worden ist: Es ist ein Erfolg, weil die kleine Künstlerin ihr ganzes Herz und ihre ganze Seele, ihr ganzes Leben in die Arbeit an diesem Gemälde gelegt hat.

Das ist Gesundheit, Erfolg und Glück und wahrer Dienst am Nächsten. Durch Liebe in vollkommener Freiheit und auf unsere Weise zu dienen.

Wir kommen mit dem Wissen auf die Welt, welches Bild wir malen müssen und haben unseren Weg durchs Leben bereits aufgezeichnet. Alles, was uns noch zu tun bleibt, ist, es in materielle Form umzusetzen. Wir gehen unseren Weg voller Freude und Interesse und konzentrieren unsere ganze Aufmerksamkeit auf die Vervollkommnung dieses Bildes und setzen unsere Gedanken und Ziele, so gut wir können, in das physische Leben der äußeren Umgebung um, die wir gewählt haben.

Wenn wir von Anfang bis zum Ende unseren eigenen Idealen folgen, mit aller Kraft, die wir besitzen, nach der Verwirklichung unserer Wünsche streben, dann gibt es keinen Mißerfolg, sondern vielmehr ist unser Leben ausgesprochen erfolgreich, gesund und glücklich gewesen.

Dieselbe kleine Geschichte von der kleinen Malerin verdeutlicht, wie die Schwierigkeiten des Lebens diesen Erfolg und diese Gesundheit beeinträchtigen und uns vom Sinn unseres Lebens ablenken können, wenn wir es zulassen.

Das Kind malt fieberhaft und glücklich an seinem Bild, als plötzlich jemand vorbeikommt und meint: »Warum malst du hier nicht ein Fenster und dort eine Tür hin. Und natürlich sollte der Weg durch den Garten so verlaufen.«

Dies wird zur Folge haben, daß das Mädchen vollkommen das Interesse an seiner Arbeit verliert. Vielleicht malt es noch weiter, aber jetzt bringt es die Ideen eines anderen zu Papier. Womöglich ist es ärgerlich, irritiert, unglücklich und hat Angst, diese Vorschläge abzulehnen. Vielleicht beginnt es, das Bild zu hassen und vielleicht zerreißt es es in Stücke. Es hängt in der Tat von dem Persönlichkeitstyp des Kindes ab, welche Reaktion es zeigen wird.

Wenn das Bild fertig ist, kann man darauf vielleicht zwar klar ein Haus erkennen, aber das Bild ist unvollkommen und ein Mißerfolg, weil es die Interpretation der Gedanken eines anderen, nicht die des Kindes darstellt. Als Geburtstagsgeschenk ist es wertlos geworden, weil es womöglich nicht mehr rechtzeitig fertig wird und die Mutter muß womöglich noch ein weiteres Jahr auf ihr Geschenk warten.

Dies ist die Krankheit, die Reaktion auf die Einmischung. Dies ist ein vorübergehendes Versagen und Unglück. Und dies stellt sich dann ein, wenn wir zulassen, daß andere sich in den Sinn unseres Lebens einmischen und Zweifel oder Angst oder Gleichgültigkeit in unseren Geist säen.

## Kapitel 2
### Gesundheit hängt davon ab, daß wir in Harmonie mit unserer Seele sind

Es ist von wesentlicher Wichtigkeit, daß wir die wahre Bedeutung von Gesundheit und Krankheit verstehen. Gesundheit ist unser Erbe, unser Recht. Es ist die vollständige Einheit von Seele, Geist und Körper. Und dies ist kein so schwer erreichbares und weit entferntes Ideal, sondern vielmehr eines, das so mühelos und natürlich erreicht werden kann, daß es viele von uns übersehen haben.

Alle irdischen Dinge sind nichts anderes als die Interpretation von spirituellen Dingen. Sogar hinter dem unbedeutendsten Ereignis steckt ein göttlicher Zweck.

Jeder von uns hat eine göttliche Aufgabe in dieser Welt und unsere Seelen benutzen unseren Geist und unseren Körper als Instrumente, um dieses Werk zu vollbringen, so daß, wenn alle drei in Einklang miteinander funktionieren, vollkommene Gesundheit und absolutes Glück die Folge sind.

Eine göttliche Aufgabe bedeutet kein Opfer. Es heißt nicht, daß wir uns von der Welt zurückziehen oder die Freuden der Schönheit und Natur von uns weisen müssen. Im Gegenteil, es bedeutet, daß wir alle Dinge noch umfassender und voller genießen. Es bedeutet, daß wir die Arbeit, die wir lieben, mit unserem Herzen und unserer Seele tun, ob es sich dabei um Hausarbeit, Landwirtschaft, Malen oder Schauspielerei handelt oder ob wir unseren Mitmenschen in Geschäften oder im Haushalt dienen. Wenn wir diese Arbeit über alles andere lieben, was auch immer es sein mag, handelt es sich hierbei um den konkreten Befehl unserer Seele, um die Arbeit, die wir in dieser Welt tun müssen, und in der allein wir unser wahres Selbst verwirklichen und seine Botschaft in einer gewöhnlichen, materiellen Weise umsetzen können.

Wir können deshalb an unserer Gesundheit und unserem Glück beurteilen, wie gut wir diese Botschaft interpretieren.

Im vollkommenen Menschen sind alle spirituellen Eigenschaften vorhanden und wir kommen auf diese Welt, um diese Eigenschaften eine nach der anderen zu manifestieren, sie zu vervollkommnen und so zu stärken, daß keine Erfahrung, keine Schwierigkeit sie schwächen oder uns von der Erfüllung dieses Lebenssinnes abbringen kann. Wir wählen unsere irdische Beschäftigung und unsere äußeren Lebensumstände, die uns die beste Gelegenheit geben, uns voll zu erproben. Wir kommen im vollen Bewußtsein unserer besonderen Aufgabe auf die Welt. Wir werden mit dem unvorstellbaren Privileg geboren zu wissen, daß all unsere Kämpfe gewonnen sind, bevor wir sie noch ausgefochten haben, daß uns der Sieg gewiß ist, bevor wir noch auf die Probe gestellt worden sind, weil wir wissen, daß wir Kinder Gottes und als solche göttlich und unbesiegbar sind. Mit diesem Wissen ist das Leben eine Freude. Wir können die harten und schwierigen Lebenserfahrungen als Abenteuer betrachten, denn wir müssen nichts anderes tun, als unsere Macht erkennen, aufrichtig zu unserer Göttlichkeit stehen, und die Schwierigkeiten werden sich auflösen wie Nebel im Sonnenschein. Gott gab seinen Kindern tatsächlich die Herrschaft über alle Dinge.

Unsere Seelen werden uns führen, wenn wir nur auf sie hören, und zwar bei jeder Gelegenheit und in jeder schwierigen Situation. Und wenn der Geist und der Körper so geführt werden, werden sie durch das Leben gehen und Glück und vollkommene Gesundheit ausstrahlen, so frei von allen Sorgen und Verantwortlichkeiten, wie das kleine, vertrauensvolle Kind.

Kapitel 3
Unsere Seelen sind vollkommen.
Wir sind Kinder Gottes und alles,
was unsere Seele uns zu tun befiehlt,
ist zu unserem Guten

Gesundheit ist deshalb die wahre Erkenntnis dessen, wer wir sind. Wir sind vollkommen, wir sind Kinder Gottes. Wir müssen nicht nach etwas streben, das wir bereits erreicht haben. Wir sind nur hier, um die Vollkommenheit in materieller Form zu manifestieren, mit der wir seit Anbeginn aller Zeiten gesegnet sind. Gesundheit bedeutet, nur den Befehlen unserer Seele zu gehorchen, so vertrauensvoll zu sein wie kleine Kinder, den Intellekt mit seinen logischen Argumenten in seine Schranken zu weisen (den Baum des Wissens von Gut und Böse), mit seinem Für und Wider, seinen vorgefaßten Ängsten. Es bedeutet, die Konvention, die banalen Vorstellungen und Befehle anderer Menschen zu ignorieren, so daß wir unberührt, schadlos und frei durchs Leben gehen können, um unseren Mitmenschen zu dienen.

Wir können unsere Gesundheit an unserem Glück messen und unser Glück zeigt uns, daß wir den Befehlen unserer Seele gehorchen. Es ist nicht notwendig, ein Mönch oder eine Nonne zu sein oder sich vor der Welt zu verbergen. Die Welt ist dazu da, daß wir sie genießen und ihr dienen und nur dadurch, daß wir aus Liebe und Glück heraus dienen, können wir wirklich von Nutzen sein und unser Bestes tun. Wenn man etwas aus Pflichtgefühl heraus tut, vielleicht mit einem Gefühl des Ärgers und der Ungeduld, ist diese Arbeit nichts wert und eine Verschwendung wertvoller Zeit, wenn es vielleicht einen Mitmenschen gäbe, der wirklich unsere Hilfe bräuchte.

Die Wahrheit muß nicht analysiert werden, man muß sie nicht begründen oder viele Worte darum machen. Man erkennt sie blitzartig, sie ist ein Teil von uns. Es sind nur die unwesentlichen, komplizierten Dinge des Lebens, für die wir soviel Überzeugungskraft brauchen und die zur Entwicklung des Intellekts geführt haben. Die Dinge, die zählen, sind einfach. Es sind diejenigen, bei denen wir sagen: »Warum? Es stimmt, scheinbar habe ich es schon immer gewußt«, und so ist es auch mit der Erkenntnis des Glücks, das uns dann zuteil wird, wenn wir in Harmonie mit unserem spirituellen Selbst sind. Und je enger die Verbindung, um so größer ist auch die Freude. Denken Sie an die Ausstrahlung, die von einer Braut an ihrem Hochzeitsmorgen ausgeht. Die Verzückung einer Mutter mit ihrem Neugeborenen. Die Ekstase eines Künstlers bei der Vollendung eines Meisterwerkes. Dies sind die Augenblicke, wo spirituelle Einheit herrscht.

Stellen Sie sich einmal vor, wie wunderbar das Leben doch wäre, wenn wir alle in dieser Freude leben würden. Und das ist möglich, wenn wir uns alle in unserem Lebenswerk verlieren.

## Kapitel 4
### Wenn wir unseren eigenen Instinkten, unseren Wünschen, unseren Gedanken, unseren Bedürfnissen folgen, sollten wir nichts anderes kennen als Freude und Gesundheit

Die Stimme unserer eigenen Seele zu hören, ist kein weit entferntes Ziel. Es wird uns alles so leicht gemacht, wenn wir es nur anerkennen wollen. Einfachheit ist der Schlüsselbegriff jeder Schöpfung.

Unsere Seele (die sanfte, leise Stimme, Gottes eigene Stimme) spricht durch unsere Intuition, unsere Instinkte, unsere Wünsche, Ideale, unsere gewöhnlichen Vorlieben und Abneigungen zu uns. In welcher Weise auch immer, ist es am leichtesten für uns, wenn wir sie selbst hören. Wie sonst kann Er zu uns sprechen? Unsere wahren Instinkte, Wünsche, Vorlieben oder Abneigungen sind uns gegeben, damit wir die spirituellen Befehle unserer Seele mit Hilfe unserer begrenzten, physischen Wahrnehmung deuten können, denn es ist vielen von uns noch nicht möglich, in einer direkten Verbundenheit mit ihrem Höheren Selbst zu leben. Diese Befehle sollen stillschweigend befolgt werden, weil allein die Seele weiß, welche Erfahrungen für unsere individuelle Persönlichkeit notwendig sind. Wie auch immer der Befehl lautet, ob er trivial oder bedeutsam erscheint, ob als Wunsch nach einer Tasse Tee oder als Bedürfnis nach einer vollständigen Veränderung des gesamten Lebensstils, er sollte bereitwillig befolgt werden. Die Seele weiß, daß Zufriedenheit die einzige wirkliche Heilung für alles ist, was wir in dieser Welt als Sünde und falsch betrachten, denn solange die Ganzheit gegen eine bestimmte Handlung revoltiert, wird der Fehler nicht ausgemerzt, sonder nur eingeschläfert, da es viel leichter ist und schneller geht, weiterhin seinen Finger in die Marmelade zu tauchen, bis einem so schlecht ist, daß man keinen Appetit mehr auf Marmelade hat.

Unsere wahren Bedürfnisse, die Wünsche unseres wahren Selbst, dürfen nicht mit den Wünschen und Bedürfnissen verwechselt werden, die uns andere Menschen so oft in den Kopf setzen oder mit dem Gewissen, was nur ein anderes Wort dafür ist. Wir dürfen dem keine Beachtung schenken, wie die Welt unsere Handlungen interpretiert. Allein unsere eigene Seele ist verantwortlich für unser Wohlergehen, unser guter Ruf liegt in Seiner Hand. Wir dürfen uns in der Sicherheit wiegen, daß es nur eine einzige Sünde gibt, nämlich den Befehlen unserer eigenen Göttlichkeit nicht zu gehorchen. Das ist die Sünde gegen Gott und unseren Nächsten. Diese Wünsche, Eingebungen und Bedürfnisse sind niemals selbstsüchtig. Sie betreffen uns ganz allein und sind immer richtig für uns und bringen uns körperliche und geistige Gesundheit.

Krankheit ist die Folge des Widerstands der Persönlichkeit gegen die Führung der Seele, die sich im physischen Körper manifestiert. Krankheit stellt sich dann ein, wenn wir uns taub stellen für die ›sanfte, leise Stimme‹ und die Göttlichkeit in uns vergessen. Wenn wir versuchen, anderen unsere Wünsche aufzuzwingen oder zulassen, daß ihre Vorschläge, Gedanken und Befehle uns beeinflussen.

Je freier wir von äußeren Einflüssen, von anderen Persönlichkeiten werden, um so mehr kann uns unsere Seele dazu benutzen, Gottes Werk zu tun.

Nur wenn wir versuchen, jemand anderen zu beherrschen und Kontrolle über ihn auszuüben, sind wir egoistisch. Aber die Welt will uns weismachen, daß es egoistisch ist, seinen eigenen Wünschen zu folgen. Der Grund dafür ist, daß die Welt uns versklaven will, denn in Wahrheit können wir nur dann dem Wohle der Menschheit dienen, wenn wir unser wahres Selbst verwirklichen und uneingeschränkt zum Ausdruck bringen können. Shakespeare sprach eine große Wahrheit aus, als er schrieb: »Wenn Du ehrlich zu Dir selbst bist, dann muß sich zwangsläufig daraus ergeben, so wie die Nacht dem Tag folgt, daß Du keinem anderen Menschen gegenüber unehrlich sein kannst.«

Die Biene, die eine bestimmte Blume auswählt, um ihren Honig zu sammeln, ist das Werkzeug, das dazu benutzt wird, den Pollen zu verbreiten, der für die jungen Pflanzen des zukünftigen Lebens notwendig ist.

## Kapitel 5
Wenn wir zulassen,
daß sich andere Menschen in unser Leben einmischen,
können wir die Befehle unserer Seele nicht mehr hören
und dies führt zu Disharmonie und Krankheit.
Der Augenblick,
in dem der Gedanke eines anderen Menschen
in unseren Geist eindringt,
bringt uns von unserem wahren Kurs ab

Gott gab jedem von uns als Geburtsrecht eine einmalige Individualität. Er betraute jeden von uns mit einer besonderen Aufgabe, die nur er tun kann. Er gab jedem von uns seinen eigenen Weg, dem er folgen muß, ohne daß ihn etwas dabei behindert. Daher wollen wir darauf achten, daß wir keine Einmischung zulassen, sondern, und das ist vielleicht sogar noch wichtiger, daß wir uns in keinster Weise in das Leben eines anderen Menschen einmischen. Darin liegt die wahre Gesundheit, der wahre Dienst am Nächsten und die Erfüllung unseres Lebenssinnes.

Einmischungen tauchen in jedem Leben auf. Sie sind ein Teil des göttlichen Plans und notwendig, damit wir lernen können, ihnen zu widerstehen. In der Tat können wir sie als wirklich nützliche Widersacher betrachten, die nur dazu da sind, uns zu helfen, stärker zu werden und unsere Göttlichkeit und Unbesiegbarkeit zu erkennen. Wir sollten auch wissen, daß sie nur dann an Bedeutung gewinnen und unseren Fortschritt behindern, wenn wir zulassen, daß sie uns beeinflussen. Es liegt ausschließlich an uns, wie schnell unser Fortschritt vorangeht, ob wir zulassen, daß unsere göttliche Aufgabe behindert wird, ob wir die Manifestation der Einmischung (genannt Krankheit) akzeptieren und unseren Körper davon einschränken und verletzen lassen. Oder ob wir, als Kinder Gottes, sie dazu benutzen, uns um so fester in unserem Lebenssinn zu verankern.

Je offensichtlicher die Schwierigkeiten auf unserem Lebensweg sind, um so sicherer können wir sein, daß unsere Aufgabe wertvoll ist. Florence Nightingale erreichte ihr Ziel angesichts der Opposition einer ganzen Nation. Galileo glaubte, daß die Welt rund war, trotz dem Unglauben der ganzen Welt, und aus dem häßlichen Entlein wurde ein Schwan, obwohl es von seiner ganzen Familie verspottet wurde.

Wir haben kein Recht, uns in irgendeiner Weise in das Leben irgendeines von Gottes Kindern einzumischen. Jeder von uns hat seine eigene Aufgabe, die zu vollenden nur wir die Macht und das Wissen haben. Nur wenn wir diese Tatsache vergessen und versuchen, unsere Aufgabe anderen aufzuzwingen oder zulassen, daß sie sich in unsere Aufgabe einmischen, bringen wir Spannung und Disharmonie in unser Leben.

Diese Disharmonie und Krankheit manifestiert sich im Körper und dient nur dazu, uns die Wirkungsweise der Seele zu spiegeln. So wie das Gesicht Glück durch Lächeln zum Ausdruck bringt oder Wut, indem wir finster dreinschauen. Und dasselbe gilt für größere Dinge. Der Körper reflektiert die wahren Ursachen der Krankheit (wie Angst, Unentschlossenheit, Zweifel usw.) in der Unordnung seiner Systeme und Gewebe.

Deshalb ist Krankheit die Folge von Störung und Einmischung: Wenn wir uns in das Leben eines anderen einmischen oder zulassen, daß sich ein anderer in unsere Angelegenheiten einmengt.

# Kapitel 6
## Alles, was wir tun müssen, ist,
### unsere Persönlichkeit zu wahren,
### unser eigenes Leben zu leben,
### der Kapitän unseres eigenen Schiffes zu sein,
### und alles wird gut sein

Es gibt große Qualitäten im Menschen, in denen wir uns allmählich vervollkommnen, wobei wir uns möglicherweise immer nur auf eine oder zwei gleichzeitig konzentrieren. Es sind die Eigenschaften, die sich in den irdischen Leben aller großen Meister manifestiert haben, die von Zeit zu Zeit auf die Welt gekommen sind, um uns zu lehren und uns helfen zu erkennen, wie einfach es ist, all unsere Schwierigkeiten zu überwinden.

Dies sind folgende Möglichkeiten:

Liebe
Mitgefühl
Frieden
Standhaftigkeit
Nachsichtigkeit
Kraft
Verständnis
Toleranz
Weisheit
Verzeihen
Mut
Freude

Indem wir diese Qualitäten in uns selbst vervollkommnen, bringt jeder einzelne von uns die ganze Welt einen Schritt näher zu ihrem endgültigen, unvorstellbar glorreichen Ziel. Wenn wir erkennen, daß wir nicht nach selbstsüchtigem Gewinn oder persönlichem Vorteil streben, sondern daß jeder einzelne Mensch, ob reich oder arm, von hohem oder niedrigem sozialen Status, dieselbe Wichtigkeit im göttlichen Plan besitzt und dasselbe mächtige Privileg erhalten hat, ein Retter der Welt zu sein, ganz einfach durch das Wissen, daß er ein vollkommenes Kind des Schöpfers ist. Und ebenso wie diese Qualitäten, diese Schritte zur Vollkommenheit vorhanden sind, gibt es auch die Hindernisse oder Störungen, die dazu dienen, uns in unserer Bestimmung und Standfestigkeit zu stärken.

Folgende sind die wahren Ursachen der Krankheit:

Hemmung
Angst
Ruhelosigkeit
Unentschlossenheit
Gleichgültigkeit
Schwäche
Zweifel
übertriebener Enthusiasmus
Ignoranz
Ungeduld
Furcht
Kummer

Wenn wir diese Behinderungen zulassen, werden sie im Körper reflektiert und verursachen das, was wir Krankheit nennen. Weil wir die wahren Ursachen nicht verstehen, haben wir die Disharmonie äußeren Einflüssen, Krankheitserregern, der Kälte oder Hitze zugeschrieben und haben den Resultaten Namen gegeben wie Arthritis, Krebs, Asthma etc. Wir glauben, daß Krankheit im physischen Körper beginnt.

Darüber hinaus gibt es bestimmte Gruppen von Menschen, wobei jede Gruppe ihre eigene Funktion hat, das heißt, sie manifestiert in der materiellen Welt eine bestimmte Lektion, die sie gelernt hat. Jeder einzelne in dieser Gruppe hat eine bestimmte, individuelle Persönlichkeit, eine bestimmte Aufgabe und eine bestimmte Art und Weise, wie er diese Aufgabe bewerkstelligt. Dies sind auch Ursachen der Disharmonie, die sich in Form von Krankheit auf den Körper auswirken können, wenn wir unserer individuellen Persönlichkeit und Aufgabe nicht treu bleiben.

Wahre Gesundheit ist Glück und ein Glück, das so leicht zu erreichen ist, weil es ein Glück ist, das durch die kleinen Dinge hervorgerufen wird. Die Dinge zu tun, die wir wirklich gerne tun, mit Menschen zusammen zu sein, die wir wirklich mögen. Da ist keine Spannung, keine Anstrengung, kein Streben nach dem Unerreichbaren vorhanden. Gesundheit ist für uns da und wir können sie jederzeit, wenn es uns beliebt, akzeptieren. Es geht darum herauszufinden und sich der Aufgabe zu widmen, für die wir wirklich geeignet sind. So viele Menschen unterdrücken ihre wahren Bedürfnisse und werden zu Menschen am falschen Platz. Aufgrund des Wunsches seines Vaters oder seiner Mutter wird ein Sohn womöglich zu einem Anwalt, Soldaten, Geschäftsmann, wenn sein wahrer Wunsch vielleicht wäre, Zimmermann zu werden. Oder die Welt verliert eine weitere Florence Nightingale durch den Ehrgeiz einer Mutter, die ihre Tochter gut verheiratet sehen möchte. Dieses Pflichtgefühl ist dann ein falsches Pflichtgefühl und daher kein Dienst an der Welt. Es hat Unglück zur Folge und wahrscheinlich wird ein großer Teil des Lebens verschwendet, bevor der Fehler korrigiert werden kann.

Es war einmal ein Meister, der sagte: »Wißt ihr nicht, daß ich dem Willen meines Vaters gehorchen muß?«, was bedeutet, daß er seiner Göttlichkeit und nicht seinen irdischen Eltern gehorchen muß.

Wir wollen die eine Sache im Leben finden, die uns am meisten gefällt, und sie tun. Wir wollen diese eine Sache so sehr zu einem Teil von uns machen, daß sie so natürlich ist wie unser Atem. So natürlich, wie es für die Biene ist, Honig zu sammeln, und für den Baum, seine alten Blätter im Herbst abzuwerfen und im Frühling neue hervorzubringen. Wenn wir die Natur erforschen, stellen wir fest, daß jedes Tier, jeder Vogel, jeder Baum und jede Blume seine bestimmte Rolle darin spielt, seine eigene, bestimmte und besondere Aufgabe darin hat, durch die er das ganze Universum bereichert und seinen Beitrag dazu leistet. Jeder Wurm, der seiner täglichen Arbeit nachgeht, trägt dazu bei, die Erde zu bewässern und zu reinigen. Die Erde liefert die Nährstoffe für alle Grünpflanzen. Und umgekehrt sorgt die Vegetation für die Menschen und jedes Lebewesen, indem die Pflanzen in der angemessenen Aufeinanderfolge wachsen, um den Boden fruchtbar zu machen. Sie leben für ihre Schönheit und ihren Sinn, und ihre Aufgabe ist für sie so natürlich wie ihr Leben.

Und wenn wir unsere eigene Aufgabe finden, dann gehört sie so sehr zu uns und paßt so gut zu uns, daß sie mühelos, leicht und eine Freude ist. Wir werden ihrer niemals müde, sie ist unser Hobby. Sie bringt unsere wahre Persönlichkeit, alle Talente und Fähigkeiten zum Ausdruck, die in jedem von uns darauf warten, entfaltet zu werden. In unserer Aufgabe sind wir glücklich und zu Hause. Und nur, wenn wir glücklich sind (was heißt, daß wir den Befehlen unserer Seele gehorchen), können wir unsere beste Arbeit leisten.

Vielleicht haben wir bereits die Arbeit gefunden, die für uns richtig ist. Welche Freude ist unser Leben dann! Einige wissen seit ihrer Kindheit, welche Berufung sie haben, und leben ihr ganzes Leben lang für diese Aufgabe. Einige wissen in der Kindheit um ihre Aufgabe, werden jedoch von Gegenvorschlägen und den Lebensumständen davon abgebracht oder von anderen Menschen entmutigt. Doch wir alle können zu unseren Idealen zurückkehren und selbst wenn wir sie nicht sofort erkennen können, können wir uns daran machen, nach ihnen zu streben, denn allein das Streben wird uns Trost bringen, denn unsere Seelen haben Geduld mit uns. Der richtige Wunsch, das richtige Motiv, ist das, was zählt, der wahre Erfolg, egal, was das Resultat ist.

Wenn Sie also lieber Bauer als Rechtsanwalt wären, wenn Sie lieber Friseur als Busfahrer oder Koch als Gemüsehändler wären, wechseln Sie Ihren Beruf, seien Sie das, was Sie sein wollen. Dann werden Sie glücklich sein und sich wohl fühlen, denn Sie werden voller Lebenshunger an die Arbeit gehen und als Bauer, Friseur oder Koch bessere Arbeit leisten, als Ihnen in dem Beruf, der niemals der Ihre war, jemals möglich gewesen wäre.

Und dann gehorchen Sie den Befehlen Ihres spirituellen Selbst.

## Kapitel 7
### Wenn wir erst einmal unsere Göttlichkeit erkannt haben, ist alles Weitere einfach

Am Anfang gab Gott den Menschen die Herrschaft über alle Dinge. Der Mensch, das Kind des Schöpfers, hat einen tieferen Grund für seine Disharmonie als den Luftzug von einem offenen Fenster. »Unsere Fehler liegen nicht in unseren Sternen begründet, sondern in uns selbst«, und wie dankbar und hoffnungsvoll können wir sein, wenn wir erkennen, daß auch die Heilung in uns selbst liegt! Wenn wir die Disharmonie, die Angst, die Furcht oder die Unentschlossenheit beseitigen, werden wir wieder Harmonie zwischen Seele und Geist herstellen und der Körper ist in all seinen Teilen wieder vollkommen.

Unter welcher Krankheit wir auch leiden, welches das Ergebnis dieser Disharmonie auch immer sein mag, wir können gewiß sein, daß die Heilung im Bereich unserer Möglichkeiten liegt, denn unsere Seelen verlangen nie mehr von uns, als wir mühelos bewerkstelligen können.

Jeder von uns ist ein Heiler, weil jeder von uns in seinem Herzen Liebe für etwas verspürt, für unsere Mitmenschen, für die Tiere, die Natur oder Schönheit in irgendeiner Form, und jeder von uns möchte diese Liebe bewahren und dazu beitragen, daß sie größer wird. Jeder von uns hat auch Mitgefühl mit denjenigen, die Kummer haben, und das ist ganz natürlich, weil wir alle zu irgendeinem Zeitpunkt in unserem Leben schon einmal Kummer hatten. Daher können wir nicht nur uns selbst heilen, sondern wir haben das große Privileg, in der Lage zu sein, anderen zu helfen, sich selbst zu heilen, und die einzigen Qualifikationen, die dafür notwendig sind, sind Liebe und Mitgefühl.

Wir als Kinder des Schöpfers tragen die Vollkommenheit in uns und kommen nur aus dem Grund auf die Welt, um unsere Göttlichkeit zu erkennen. Daher können uns alle Prüfungen und Lebenserfahrungen nichts anhaben, denn mit Hilfe dieser göttlichen Macht ist uns alles möglich.

Kapitel 8
Die Heilkräuter sind die Pflanzen,
denen die Macht gegeben wurde, uns zu helfen,
unsere Persönlichkeit zu bewahren

So wie uns Gott in seiner Gnade Nahrung gegeben hat, läßt Er zwischen den Kräutern auf den Wiesen wunderschöne Pflanzen wachsen, die uns heilen sollen, wenn wir krank sind. Sie sind da, um dem Menschen eine helfende Hand zu reichen, wenn er seine Göttlichkeit vergißt und zuläßt, daß die Angst oder der Schmerz seine Sicht behindern.

Dies sind folgende Heilkräuter:
Chicory *(Cichorium intybus)*
Mimulus *(Mimulus guttatus)*
Agrimony *(Agrimonia eupatoria)*
Scleranthus *(Scleranthus annuus)*
Clematis *(Clematis vitalba)*
Centaury *(Centaurium umbellatum)*
Gentian *(Gentiana amarella)*

Vervain *(Verbena officinalis)*
Cerato *(Ceratostigma willmottiana)*
Impatiens *(Impatiens glandulifera)*
Rock Rose *(Helianthemum nummularium)*
Water Violet *(Hottonia palustris)*

Jede Heilpflanze entspricht einer der Qualitäten und ihr Zweck besteht darin, diese Qualität zu stärken, so daß sich die Persönlichkeit über den Fehler, welcher den jeweiligen Stolperstein darstellt, erheben kann.

In der nachfolgenden Tabelle sind die Qualität, der Fehler und das Heilmittel aufgeführt, welches der Persönlichkeit dazu verhilft, diesen Fehler zu beheben.

| Fehler | Heilpflanze | Tugend |
|---|---|---|
| Gehemmtheit | Chicory | Liebe |
| Angst | Mimulus | Mitgefühl |
| Ruhelosigkeit | Agrimony | Frieden |
| Unentschlossenheit | Scleranthus | Standfestigkeit |
| Gleichgültigkeit | Clematis | Nachsicht |
| Schwäche | Centaury | Kraft |
| Zweifel, übertriebener | Gentian | Verständnis |
| Enthusiasmus | Vervain | Toleranz |
| Ignoranz | Cerato | Weisheit |
| Ungeduld | Impatiens | Verzeihen |
| Furcht | Rock Rose | Mut |
| Kummer | Water Violet | Freude |

Die Heilmittel besitzen eine konkrete Heilkraft, die nichts mit blindem Glauben zu tun hat, noch hängt ihre Wirkung von demjenigen ab, der sie verabreicht, so wie ein Schlafmittel dem Patienten Schlaf bringt, ob es ihm nun von der Krankenschwester oder dem Arzt eingegeben wird.

# Kapitel 9
## Die wahre Natur der Krankheit

Beim wahren Heilen hat die Natur und der Name der physischen Krankheit keine Bedeutung. Die Krankheit des Körpers an sich ist nichts anderes als das Resultat der Disharmonie zwischen Seele und Geist. Sie ist nur ein Symptom der Ursache und da sich dieselbe Ursache in fast jedem Menschen verschieden manifestiert, müssen wir versuchen, diese Ursache zu beseitigen und die Folgen, welche auch immer dies sein mögen, werden automatisch verschwinden.

Dies können wir anhand des Selbstmordes noch besser verstehen. Selbstmorde geschehen nicht von selbst. Manche Leute stürzen sich aus großer Höhe hinab, manche nehmen Gift, aber hinter allen Formen von Selbstmord steckt Verzweiflung. Wenn wir den Selbstmordgefährdeten helfen, ihre Verzweiflung zu überwinden und jemanden oder etwas finden, für das sie leben können, sind sie auf Dauer geheilt. Wenn wir ihnen nur das Gift wegnehmen, wird sie dies nur vorübergehend retten. Später machen sie womöglich einen erneuten Selbstmordversuch. Auch die Angst wirkt sich auf die Menschen unterschiedlich aus. Manche werden blaß, manche erröten, manche werden hysterisch und wieder andere sprachlos. Wenn wir ihnen erklären, was Angst ist, und ihnen zeigen, daß sie stark genug sind, um alles zu bewältigen und sich allem zu stellen, kann sie nichts mehr erschrecken. Das Kind wird die Schatten an der Wand nicht mehr fürchten, wenn man ihm eine Kerze gibt und ihm zeigt, wie diese tanzenden Schatten entstehen.

Wir haben die Schuld so lange dem Krankheitserreger, dem Wetter, der Nahrung gegeben und sie für die Ursache von Krankheit gehalten. Aber viele von uns sind bei einer Grippeepidemie immun. Viele lieben die Erfrischung, die der kalte Wind bringt, und viele können Käse essen und spät nachts schwarzen Kaffee trinken, ohne krank zu werden.

Nichts in der Natur kann uns schaden, wenn wir glücklich und harmonisch sind, denn im Gegenteil ist die Natur zu unserem Nutzen und unserer Freude da. Nur wenn wir zulassen, daß sich Zweifel und Depression, Unentschlossenheit oder Angst in uns breitmachen, sind wir anfällig für äußere Einflüsse.

Es ist deshalb die wahre Ursache hinter der Krankheit, die von äußerster Wichtigkeit ist. Der geistige Zustand des Patienten und nicht seine körperliche Verfassung.

Jede Krankheit, und sei sie noch so schwer und langwierig, kann geheilt werden, indem das Glück des Patienten wiederhergestellt wird und er den Wunsch entwickelt, sein Lebenswerk wiederaufzunehmen. Sehr oft ist nur eine geringfügige Veränderung seines Lebensstils notwendig, irgendeine unbedeutende, fixe Idee, die ihn anderen gegenüber intolerant macht, irgendeine falsche Verantwortung, die ihn versklavt, wenn er ein gutes Werk tun könnte. Es gibt sieben wunderschöne Stadien in der Heilung von Krankheit, die nachfolgend aufgeführt sind:

Frieden
Hoffnung
Freude
Glaube
Gewißheit
Weisheit
Liebe

## Kapitel 10
### Um selbst frei zu werden,
### muß man anderen Freiheit geben

Das letztendliche Ziel der Menschheit ist Vollkommenheit und um diesen Zustand zu erlangen, muß der Mensch lernen, unbeschadet durch alle Lebenserfahrungen zu gehen. Er muß allen Behinderungen und Versuchungen begegnen, ohne sich von seinem Weg abbringen zu lassen. Dann ist er frei von allen Schwierigkeiten, Härten und Leiden des Lebens. Er hat in seiner Seele die vollkommene Liebe, Weisheit, Mut, Toleranz und Verständnis gespeichert, die das Ergebnis davon sind, alles zu wissen und zu sehen, denn der vollkommene Meister ist derjenige, der alles durchlebt hat.

Wir können diese Lebensreise zu einem kurzen und erfreulichen Abenteuer machen, wenn wir erkennen, daß Freiheit von Knechtschaft nur dadurch erlangt wird, daß man anderen Freiheit gibt. Wir werden frei, wenn wir anderen Freiheit geben, denn wir können nur durch unser gutes Beispiel lehren. Wenn wir jedem Menschen, mit dem wir zu tun haben, Freiheit geben. Wenn wir jedem Geschöpf und allem um uns herum Freiheit geben, dann sind wir selbst frei. Wenn wir feststellen, daß wir nicht im winzigsten Detail versuchen, das Leben eines anderen zu beherrschen, zu kontrollieren oder zu beeinflussen, werden wir feststellen, daß die Einmischung aus unserem eigenen Leben verschwunden ist, weil es diejenigen sind, die wir fesseln, die wiederum uns versklaven. Es war einmal ein junger Mann, der so stark an seinen Besitztümern festhielt, daß er ein Geschenk Gottes nicht annehmen konnte.

Wir können uns von der Herrschaft anderer so leicht befreien, indem wir als erstes ihnen vollkommene Freiheit gewähren und zweitens, indem wir uns sanft und liebevoll weigern, uns von ihnen beherrschen zu lassen. Lord Nelson war sehr weise, als er bei einer Gelegenheit sein blindes Auge an das Teleskop hielt. Kein Zwang, kein Widerwillen, kein Haß und keine Unfreundlichkeit. Unsere Widersacher sind unsere Freunde, sie machen das Spiel lohnenswert, und am Ende des Spiels sollten wir uns alle die Hände schütteln.

Wir dürfen nicht erwarten, daß andere das tun, was wir wollen. Ihre Vorstellungen sind für sie richtig und obwohl ihr Weg womöglich in eine andere Richtung führt als unserer, ist das Ziel am Ende der Reise bei uns allen dasselbe. Wir stellen fest, daß wir unseren Wünschen nicht mehr gerecht werden, wenn wir andere dazu bringen, ihnen zu entsprechen.

Wir sind wie Frachtschiffe, deren Fahrtziel die verschiedenen Länder der Welt sind, einige fahren nach Afrika, andere nach Kanada, wieder andere nach Australien, und dann kehren sie in denselben Heimathafen zurück. Warum sollten wir einem anderen Schiff nach Kanada folgen, wenn unser Ziel Australien ist? Es bedeutet nur eine unnötige Verzögerung.

Auch hier kann es wiederum sein, daß wir vielleicht nicht erkennen, welche Kleinigkeiten uns fesseln. Die Dinge, die wir festhalten wollen, sind die Dinge, die uns festhalten. Dies kann ein Haus, ein Garten, ein Möbelstück sein. Sogar sie haben ihr Recht auf Freiheit. Weltliche Besitztümer sind letztendlich alle vergänglich, sie rufen Angst und Sorge hervor, weil wir uns in unserem Inneren ihres unvermeidlichen und letztendlichen Verlustes bewußt sind. Sie sind da, damit wir sie genießen und bewundern und voll ausschöpfen, aber nicht, um eine so große Bedeutung zu erlangen, daß sie zu Fesseln werden.

Wenn wir jedem und allem um uns herum Freiheit geben, stellen wir fest, daß wir dadurch an Liebe und Besitztümern reicher werden als jemals zuvor, denn die Liebe, die Freiheit gibt, ist die große Liebe, die um so stärker bindet.

## Kapitel 11
### Heilung

Seit unvordenklichen Zeiten hat die Menschheit erkannt, daß unser Schöpfer in seiner Liebe auf den Wiesen Kräuter für unsere Heilung wachsen läßt, so wie er uns das Getreide und die Früchte als Nahrung gegeben hat.

Die Astrologen, die die Sterne erforscht haben, und die Kräuterheilkundigen, die die Pflanzen studiert haben, haben seit jeher nach Heilmitteln gesucht, die uns helfen können, unsere Gesundheit und unsere Lebensfreude aufrechtzuerhalten.

Um das Heilmittel zu finden, das uns helfen wird, müssen wir das Ziel unseres Lebens finden, das, nach dem wir streben, und auch die Schwierigkeiten auf unserem Weg verstehen. Die Schwierigkeiten nennen wir Fehler oder Schwächen, aber wir wollen uns von ihnen nicht beunruhigen lassen, weil sie der Beweis dafür sind, daß wir größere Dinge vollbringen. Unsere Fehler sollten unsere Ermutigungen sein, weil sie bedeuten, daß wir hohe Ziele haben. Wir wollen herausfinden, welche Kämpfe wir austragen und welchen Feind wir besonders zu besiegen versuchen, und dann dankbar die Pflanze nehmen, die uns geschickt worden ist, um uns zum Sieg zu verhelfen. Wir sollten diese wunderbaren Heilkräuter der Wiesen als ein Heiligtum annehmen, als das göttliche Geschenk unseres Schöpfers, um uns bei unseren Schwierigkeiten zu helfen.

Beim wahren Heilen wird kein Gedanke an die Krankheit verschwendet. Es ist der geistige Zustand, allein das geistige Problem, das in Betracht gezogen wird. Was eine Rolle spielt, ist, wo wir uns nicht in Einklang mit dem göttlichen Plan befinden. Diese Disharmonie mit unserem spirituellen Selbst kann Hunderte verschiedene Schwächen in unserem Körper hervorrufen, denn schließlich reproduziert unser Körper nur den Zustand unseres Geistes, aber was spielt das für eine Rolle? Wenn wir unseren Geist wieder in Ordnung bringen, wird auch der Körper bald geheilt sein. Es ist so, wie Christus uns lehrte: »Ist es leichter zu sagen, Deine Sünden sind Dir vergeben, oder steh auf und mach Dich auf den Weg?« Daher wollen wir uns noch einmal klarmachen, daß unsere körperliche Krankheit keine Rolle spielt. Es ist der Zustand unseres Geistes und nur dieser ist von Bedeutung. Indem wir die Krankheit, an der wir leiden, vollständig ignorieren, müssen wir deshalb nur berücksichtigen, zu welchem der nachfolgenden Persönlichkeitstypen wir gehören.

Sollten Schwierigkeiten bei der Auswahl Ihres eigenen Heilmittels auftauchen, wird es Ihnen helfen, wenn Sie sich fragen, welche Tugenden Sie bei anderen Menschen am meisten bewundern oder welche Fehler Sie bei anderen am stärksten ablehnen, denn jeder Fehler, den wir ganz besonders ausmerzen wollen, ist derjenige, den wir bei anderen Menschen am meisten hassen. Auf diese Weise werden wir dazu angespornt, ihn in uns selbst zu beseitigen.

Wir sind alle Heiler und mit unserer Liebe und unserem Mitgefühl sind wir auch in der Lage, jedem Menschen zu helfen, der wirklich gesund werden möchte. Suchen Sie nach dem hervorstechenden geistigen Konflikt des Patienten, geben Sie ihm das Heilmittel, das ihm dabei helfen wird, diesen bestimmten Fehler zu beheben, und all die Ermutigung und Hoffnung, die Sie ihm nur geben können, und die Heilkraft in ihm wird das übrige tun.

## Kapitel 12
## Die Heilmittel

### Chicory
### Gehemmtheit / Liebe

Gehören Sie zu denjenigen, die sich danach sehnen, der Welt zu dienen? Zu denjenigen, die sich danach sehnen, mit offenen Armen auf die Menschen zuzugehen und sie zu segnen? Zu denjenigen, die anderen helfen und sie trösten wollen und doch werden Sie aus irgendeinem Grund von den Umständen oder anderen Menschen daran gehindert? Stellen Sie fest, daß Sie von ein paar wenigen Menschen beherrscht werden, anstatt vielen Menschen zu dienen, so daß Ihre Möglichkeit, soviel zu geben, wie Sie es gerne möchten, eingeschränkt wird? Kommen Sie in dieses kritische Stadium, wenn Sie erkennen, daß ›alle Menschen auf Sie zählen, aber keiner besonders stark‹?

In diesem Fall wird Ihnen die wunderschöne, blaue Zichorie, die in den Kornfeldern wächst, helfen, Ihre Freiheit zu erlangen, die Freiheit, die für uns alle notwendig ist, bevor wir der Welt dienen können.

## Mimulus
### Angst / Mitgefühl

Gehören Sie zu den Menschen, die ängstlich sind? Zu denjenigen, die Angst vor Menschen oder den Lebensumständen haben? Die sich tapfer durchschlagen und doch nimmt ihnen ihre Angst die Freude am Leben? Angst vor Dingen, die niemals geschehen, vor Menschen, die in Wirklichkeit keine Macht über sie haben, Angst vor der Zukunft und was sie bringen wird, Angst, krank zu werden oder Freunde zu verlieren, Angst vor den Konventionen und Hunderten von anderen Dingen?

Wollen Sie für Ihre Freiheit kämpfen und haben doch nicht den Mut, sich von Ihren Fesseln zu befreien? Wenn dies der Fall ist, wird Ihnen die Gefleckte Gauklerblume, die an den Ufern von kristallklaren Flüssen wächst, die Freiheit geben, Ihr Leben zu lieben und Sie lehren, das zärtlichste Mitgefühl für andere Menschen zu haben.

## Agrimony
### Ruhelosigkeit / Frieden

Gehören Sie zu denjenigen, die unter Gefühlsaufruhr leiden, deren Seele ruhelos ist, die keinen Frieden finden können und sich doch tapfer der Welt stellen und ihre Qual vor ihren Mitmenschen verbergen, die lachen und lächeln und Witze machen und ihren Mitmenschen helfen, fröhlich zu bleiben, während sie selbst leiden? Wollen Sie Ihre Sorgen damit bekämpfen, daß Sie Alkohol und Drogen zu sich nehmen, um sich mit den schweren Prüfungen Ihres Lebens konfrontieren zu können? Glauben Sie, daß Sie irgendein anregendes Mittel im Leben brauchen, um weitermachen zu können?

Wenn dies der Fall ist, wird Ihnen der wunderschöne Odermennig, der an Wegrändern und in Wiesen wächst mit seinen kirchturmähnlichen Blütenspitzen und glockenähnlichen Samen, Frieden bringen, den Frieden, der Verständnis bringt. Die Lektion dieser Pflanze besteht darin, Sie zu befähigen, in Gegenwart aller Prüfungen und Schwierigkeiten Frieden zu bewahren, bis keiner mehr die Macht hat, Sie aus der Ruhe zu bringen.

### Scleranthus
#### Unentschlossenheit / Standfestigkeit

Gehören Sie zu den Menschen, denen es schwerfällt, Entscheidungen zu treffen, sich eine Meinung zu bilden, wenn widerstreitende Gedanken in ihnen auftauchen, so daß es schwer ist, sich für den richtigen Weg zu entscheiden? Wenn die Unentschlossenheit ihren Weg blockiert und ihren Fortschritt verzögert? Scheint zuerst das eine richtig zu sein und dann wieder etwas anderes?

Wenn dies der Fall ist, müssen Sie lernen, unter herausfordernden Umständen spontan zu handeln, sich die richtige Meinung zu bilden und standhaft an ihr festhalten. Dabei hilft Ihnen der kleine, grüne, Einjährige Knäuel, der in Kornfeldern wächst.

### Clematis
#### Gleichgültigkeit / Güte

Gehören Sie zu den Menschen, die glauben, daß das Leben nicht besonders interessant ist, die aufwachen und wünschten, sie müßten sich nicht schon wieder mit einem neuen Tag konfrontieren, die glauben, daß das Leben so schwer, so hart und so freudlos ist, daß nichts wirklich lohnenswert erscheint und sich wünschten, sie könnten ganz einfach wieder einschlafen, die glauben, daß es kaum die Mühe lohnt, einen Versuch zu machen? Haben Ihre Augen diesen weltfremden Blick, so als ob Sie in Ihren Träumen leben und die Träume soviel schöner als das Leben finden würden? Oder sind Ihre Gedanken vielleicht viel öfter bei jemand anderem, der bereits aus diesem Leben geschieden ist? Wenn Sie dieses Gefühl haben, lernen Sie, »durchzuhalten, wenn es nichts anderes mehr in Ihnen gibt außer dem Willen, der Ihnen befiehlt – Halte durch!« Damit haben Sie einen großen Sieg errungen.

Die wunderschöne Pflanze, die unsere Hecken dort schmückt, wo der Boden kalkhaltig ist, ist die Gemeine Waldrebe, besser bekannt als die ›Freude der Reisenden‹, und deren federähnliche Samen sich immer danach sehnen, vom Wind weggeweht zu werden und irgendwo von vorne zu beginnen; sie wird Ihnen helfen, in die Realität zurückzufinden, sich Ihrem Leben zu stellen, Ihre Aufgabe zu finden und Ihnen Lebensfreude bringen.

## Centaury
### Schwäche / Kraft

Gehören Sie zu den Menschen, die von allen benutzt werden, weil Sie ein so gütiges Herz haben, daß sie ihnen nichts abschlagen wollen? Geben Sie nur um des lieben Friedens willen nach, anstatt das zu tun, was richtig ist, weil Sie nicht kämpfen wollen? Gehören Sie zu den Menschen, die eine gute Absicht haben, aber passiv benutzt werden, anstatt aktiv ihre eigene Aufgabe zu wählen? Diejenigen, die ›Fußabtreter‹ sind, haben bereits ein großes Stück Weg zum Dienst am Nächsten zurückgelegt, wenn sie erst einmal erkennen können, daß sie in ihrem eigenen Leben ein wenig positiver sein müssen.

Das Tausendgüldenkraut, das auf unseren Wiesen wächst, wird Ihnen helfen, Ihr wahres Selbst zu finden, so daß Sie aktiv und positiv selbst handeln, anstatt sich passiv benutzen zu lassen.

## Gentian
### Zweifel / Verständnis

Gehören Sie zu den Menschen mit hohen Idealen, die die Hoffnung haben, Gutes zu tun? Gehören Sie zu denjenigen, die entmutigt sind, wenn sich ihre Ziele nicht schnell verwirklichen lassen? Wenn Sie Erfolg haben, sind Sie gehobener Stimmung, aber wenn Schwierigkeiten auftauchen, leicht deprimiert?

Wenn dies der Fall ist, wird Ihnen der kleine, bittere Enzian, der auf den Wiesen unserer Hügel wächst, helfen, zielstrebig zu bleiben und optimistischer zu sein, selbst wenn der Himmel bewölkt ist. Er wird Sie stets ermutigen und Ihnen zu der Erkenntnis verhelfen, daß es keinen Fehler gibt, wenn man sein Bestes tut, was auch immer das offensichtliche Ergebnis zu sein scheint.

## Vervain
### Übertriebener Enthusiasmus / Toleranz

Gehören Sie zu den Menschen, die einen flammenden Enthusiasmus haben? Die sich danach sehnen, Großes zu leisten und sich wünschen, alles in einem Augenblick zu tun? Fällt es Ihnen schwer, geduldig Ihren Plan auszuarbeiten, weil Sie sofortige Resultate erzielen wollen? Stellen Sie fest, daß Ihre Begeisterung dazu führt, daß Sie mit anderen Menschen streng sind? Wollen Sie, daß andere die Dinge so sehen wie Sie? Versuchen Sie, ihnen Ihre eigene Meinung aufzuzwingen und sind Sie ungeduldig, wenn sie nicht gehorchen?

Wenn dies der Fall ist, haben Sie die Macht in sich, eine Führungspersönlichkeit und ein Lehrer der Menschen zu sein. Eisenkraut, die kleine, malvenfarbige Blume an Hekken, wird Ihnen zu den Eigenschaften verhelfen, die Sie brauchen. Es wird Ihnen Güte für Ihre Mitmenschen verleihen und Toleranz gegenüber den Meinungen anderer. Es wird Ihnen zu der Erkenntnis verhelfen, daß man die großen Ziele des Lebens sanft und ruhig und ohne Spannung oder Streß erreicht.

## Impatiens
### Ungeduld / Verzeihen

Gehören Sie zu denjenigen, die tief in ihrem Inneren wissen, daß immer noch ein grausamer Zug in ihnen vorhanden ist? Wenn Sie kämpfen und belästigt werden, fällt es Ihnen schwer, nicht böse zu sein? In Ihnen besteht immer noch der Wunsch, Gewalt zu benutzen, um anderen Ihre Meinung aufzuzwingen. Sind Sie ungeduldig und macht Sie Ihre Ungeduld manchmal grausam? Trägt Ihr Wesen noch Züge eines Inquisitors?

Wenn dies der Fall ist, streben Sie nach Güte und Verzeihen und die wunderschöne, malvenfarbige Blume, das Drüsentragende Springkraut, das an den Ufern wallisischer Flüsse wächst, wird Ihnen mit dem Segen, den es bringt, auf Ihrem Weg behilflich sein.

## Cerato
### Ignoranz / Weisheit

Gehören Sie zu denjenigen, die das Gefühl haben, weise zu sein? Die meinen, sie könnten ein Philosoph und ein Führer ihrer Mitmenschen sein? Sind Sie der Meinung, daß Sie die Macht in sich haben, anderen Menschen bei ihren Schwierigkeiten zu raten und ihre Sorgen zu mildern und ihnen stets bei ihren Problemen zu helfen? Und doch sind Sie durch mangelndes Selbstvertrauen nicht in der Lage, dies zu erreichen, vielleicht weil Sie zu sehr auf die Stimme anderer hören und den Konventionen der Welt zu große Aufmerksamkeit schenken. Erkennen Sie, daß es nur dieses mangelnde Selbstvertrauen, diese Ignoranz Ihrer eigenen Weisheit und Ihres eigenen Wissens ist, das Sie in Versuchung führt, zu stark auf den Rat anderer zu hören?

In diesem Fall wird Ihnen die Bleiwurz helfen, Ihre Individualität, Ihre Persönlichkeit zu finden und Sie von äußeren Einflüssen befreien, was Sie in die Lage versetzt, Ihre große Weisheit, die Sie zum Wohle der Menschheit besitzen, zu benutzen.

## Rock Rose
### Furcht / Mut

Gehören Sie zu den Menschen, die in tiefer Verzweiflung und Furcht leben? Die glauben, daß sie nichts mehr ertragen können? Die fürchten, was geschehen wird: Den Tod, Selbstmord, Verrücktheit oder irgendeine schreckliche Krankheit? Oder Sie haben Angst, sich mit der Hoffnungslosigkeit der materiellen Lebensumstände zu konfrontieren?

Wenn dies so ist, lernen Sie, auch in den größten Schwierigkeiten tapfer zu sein und für Ihre Freiheit zu kämpfen. Die wunderschöne kleine gelbe Blume, das Gemeine Sonnenröschen, das so üppig auf den Wiesen unserer Hügel wächst, wird Ihnen den Mut geben, ans Ziel zu gelangen.

## Water Violet
### Kummer / Freude

Gehören Sie zu den großen Seelen, die sich tapfer und klaglos darum bemühen, ihren Mitmenschen zu dienen, ihr Leid ruhig und ohne zu resignieren tragen, nicht zulassen, daß ihr Kummer ihre tägliche Arbeit beeinträchtigt? Haben Sie wirkliche Verluste erlitten und schwere Zeiten durchlebt und haben doch ruhig weitergemacht? Wenn dem so ist, wird Ihnen die wunderschöne Sumpf-Wasserfeder, die frei auf der Wasseroberfläche unserer klaren Flüsse schwebt, zu der Erkenntnis verhelfen, daß Sie durch Ihren Kummer gereinigt und ein hohes Ideal entwickelt haben, so daß Sie lernen können, Ihren Mitmenschen selbst in der Stunde Ihrer eigenen Verletztheit zu dienen, daß Sie lernen, in der Welt ganz alleine zu stehen und die große Freude völliger Freiheit zu gewinnen und deshalb vollkommenen Dienst an der Menschheit zu tun. Und wenn dies erst einmal verwirklicht ist, ist es kein Opfer mehr, sondern die wunderbare Freude der Hilfe unter allen Umständen. Darüber hinaus wird Ihnen diese kleine Pflanze verstehen helfen, daß so vieles, das Sie im Leben für grausam und traurig gehalten haben, in Wahrheit dem Wohle derjenigen dient, die Sie bemitleiden.

Wir alle können Mut aufbringen und ein tapferes Herz behalten, denn Gott hat uns zu einem höheren Zweck in dieser Welt geschaffen.

Er möchte, daß wir wissen, daß wie Seine Kinder sind und unsere eigene Göttlichkeit erkennen. Er möchte, daß wir vollkommen, gesund und glücklich sind. Er möchte, daß wir wissen, daß wir durch Seine Liebe alles erreichen können, und uns daran erinnern, daß wir nur dann leiden und unglücklich sind, wenn wir dies vergessen. Er will, daß das Leben eines jeden einzelnen von uns voller Freude und Gesundheit und liebevollem Dienst am Nächsten ist, denn wie Christus uns lehrte: »Mein Joch und meine Last sind leicht.«

Diese Heilmittel können von führenden homöopathischen Herstellern bezogen werden, obwohl man sie auch selbst herstellen kann, wie nachfolgend beschrieben wird:

Nehmen Sie eine dünne Glasschale und füllen Sie sie mit klarem Wasser aus einem Fluß oder vorzugsweise einer Quelle, und legen Sie genügend Blüten der Pflanzen hinein, so daß die Oberfläche bedeckt ist. Lassen Sie die Schale im hellen Sonnenschein so lange stehen, bis die Blüten anfangen zu verwelken. Nehmen Sie die Blüten vorsichtig heraus und gießen das Wasser in Flaschen, wobei Sie die gleiche Menge Brandy zur Konservierung beifügen.

Ein einziger Tropfen genügt, um eine 0,2-Liter-Flasche mit Wasser zu präparieren, aus der man dann teelöffelweise die erforderliche Dosis entnehmen kann.

Die Dosis sollte so bemessen werden, wie es der Patient für notwendig hält: In akuten Fällen stündlich; drei- oder viermal täglich in chronischen Fällen, bis eine Besserung eintritt und die Patienten ohne das Mittel auskommen können.

Und wir sollten Gott immer dafür danken, daß Er in Seiner Liebe die Heilpflanzen für unsere Heilung auf den Wiesen wachsen läßt.

# 5

## Ihr leidet an Euch selbst

(1931)

Vortrag in Southport, Februar 1931

Es ist keine leichte Aufgabe für mich, heute abend diese Rede vor Ihnen zu halten. Sie sind eine Gesellschaft von Medizinern und ich spreche als Mediziner zu Ihnen. Doch die Medizin, von der ich hier sprechen möchte, ist so weit entfernt von den orthodoxen Ansichten der heutigen Zeit, so daß dieser Vortrag nur wenig mit der Praxis, der Privatklinik oder der Krankenhausstation zu tun hat, so wie wir sie im Augenblick kennen.

Wenn Sie als Anhänger von Hahnemann denjenigen, die immer noch die Lehren von Galen predigen, und der orthodoxen Medizin der letzten 2000 Jahre nicht weit voraus wären, hätte ich Angst, überhaupt über dieses Thema zu sprechen.

Aber die Lehre Ihres großen Meisters und seiner Anhänger hat soviel Licht in die Natur der Krankheit gebracht und den Weg zum richtigen Heilen geebnet, so daß ich weiß, daß Sie darauf vorbereitet sind, gemeinsam mit mir diesen Weg ein Stück weiterzugehen und noch mehr von der Herrlichkeit der vollkommenen Gesundheit und der wahren Natur von Krankheit und Heilung zu erkennen.

Die Inspiration, die Hahnemann zuteil wurde, brachte der Menschheit Licht in der Dunkelheit des Materialismus, als der Mensch soweit gekommen war, Krankheit als rein materialistisches Problem zu betrachten, das allein mit materialistischen Mitteln beseitigt und geheilt werden muß.

Wie Paracelsus wußte auch er, daß Krankheit nicht existieren könnte, wenn unsere spirituellen und geistigen Aspekte in Harmonie wären. Und er machte sich daran, Heilmittel zu finden, die unseren Geist heilen und uns daher Frieden und Gesundheit bringen würden.

Hahnemann machte einen großen Fortschritt und brachte uns auf unserem Weg ein großes Stück weiter, aber er hatte für sein Werk nur eine Lebensspanne Zeit und nun ist es an uns, seine Forschungen dort wieder aufzunehmen, wo er aufgehört hat. Wir müssen seine Arbeit an der vollkommenen Heilung fortsetzen, dessen Fundament er geschaffen und dessen Bauwerk er so würdig begonnen hat.

Der Homöopath hat bereits einen großen Teil der unnötigen und unwichtigen Aspekte der orthodoxen Medizin wieder abgelegt, aber er muß noch einen Schritt weitergehen. Ich weiß, daß Sie nach vorne blicken wollen, denn weder das Wissen der Vergangenheit noch der Gegenwart ist für den Wahrheitssucher ausreichend.

Paracelsus und Hahnemann lehrten uns, den Details der Krankheit nicht allzuviel Aufmerksamkeit zu schenken, sondern die Persönlichkeit, den inneren Menschen zu behandeln, in der Erkenntnis, daß die Krankheit verschwindet, wenn unser spirituelles und geistiges Wesen in Harmonie sind. Dieses großartige Fundament für ihr Gebäude ist die fundamentale Lehre, die fortgeführt werden muß.

Hahnemann erkannte als nächstes, wie man diese Harmonie herstellen kann, und er stellte fest, daß er die Wirkungsweise der Drogen und Heilmittel der alten Schule und die Elemente und Pflanzen, die er auswählte, durch Potenzierung umkehren konnte, so daß dieselbe Substanz, die Vergiftungen und Krankheitssymptome hervorruft, in der niedrigsten Quantität diese besonderen Symptome heilen konnte, wenn man sie mit seiner speziellen Methode zubereitet.

Daher formulierte er das Gesetz, ›Gleiches mit Gleichem heilen‹. Dies ist ein weiteres großes, fundamentales Lebensprinzip. Und er überließ es uns, den Bau des Tempels fortzusetzen, dessen Pläne ihm offenbart worden waren.

Und wenn wir diesem Gedankengang folgen, ist die erste, bedeutende Erkenntnis, zu der wir gelangen, die Wahrheit, daß die Krankheit selbst das ist, was ›Gleiches mit Gleichem heilt‹. Denn Krankheit ist die Folge falschen Handelns. Es ist die natürliche Auswirkung von der Disharmonie zwischen unserem Körper und unserer Seele. Es ist ›Gleiches mit Gleichem heilen‹, weil es die Krankheit selbst ist, die uns daran hindert, und verhindert, daß wir unser falsches Handeln zu weit treiben, und gleichzeitig ist sie eine Lektion, die uns lehrt, unseren Kurs zu korrigieren und unser Leben mit den Befehlen unserer Seele in Einklang zu bringen.

Krankheit ist die Folge falschen Denkens und falschen Handelns und sie verschwindet, wenn das Handeln und die Gedanken wieder in Ordnung gebracht werden. Wenn die Lektion des Schmerzes und Leidens und Kummers gelernt ist, hat ihr Vorhandensein keinen Zweck mehr und sie verschwindet automatisch.

Dies ist es, was Hahnemann in seinem unvollendeten Werk als ›Gleiches mit Gleichem heilen‹ meinte.

### Gehen Sie den Weg noch ein Stück weiter mit mir

Eine weitere herrliche Aussicht eröffnet sich uns und hier sehen wir, daß wahre Heilung erreicht werden kann, und zwar nicht indem man das Falsche durch das Falsche beseitigt, sondern indem man das Falsche durch das Richtige ersetzt. Das Gute ersetzt das Böse. Das Licht ersetzt die Dunkelheit.

Hier gelangen wir zu dem Verständnis, daß wir Krankheit nicht mehr länger mit Krankheit bekämpfen. Wir widersetzen uns der Krankheit nicht mehr mit den Produkten der

Krankheit. Wir versuchen nicht mehr, Krankheiten mit Substanzen zu beseitigen, die sie verursachen können. Im Gegenteil, wir bringen die entgegengesetzte Tugend hervor, die den Fehler ausmerzen wird.

Die Pharmakopöe der nahen Zukunft sollte nur noch die Heilmittel enthalten, die die Macht haben, Gutes hervorzubringen, und es sollten all jene Mittel daraus entfernt werden, deren einzige Qualität es ist, dem Bösen zu widerstehen.

Es stimmt, daß Haß durch einen noch größeren Haß besiegt werden kann, aber er kann nur durch Liebe geheilt werden. Grausamkeit kann durch noch größere Grausamkeit verhindert werden, aber sie kann nur dann beseitigt werden, wenn man Mitgefühl und Mitleid entwickelt hat. In Gegenwart einer noch größeren Angst kann man seine Angst verlieren und vergessen, aber die wahre Heilung jeder Angst ist vollkommener Mut.

Und daher müssen wir, die wir dieser medizinischen Schule angehören, unsere Aufmerksamkeit auf die wunderbaren Heilmittel lenken, die Gott in der Natur zu unserer Heilung wachsen läßt, unter denen sich die wohltätigen und hervorragenden Heilpflanzen und Heilkräuter der Natur befinden.

Offenbar ist es im wesentlichen falsch, wenn man sagt, daß ›Gleiches Gleiches heilt‹. Hahnemanns Vorstellung von der Wahrheit war zwar richtig, aber er brachte sie nur unvollständig zum Ausdruck. Gleiches kann Gleiches stärken, Gleiches kann Gleiches beseitigen, aber im wahren Sinne der Heilung kann Gleiches nicht Gleiches heilen.

Wenn man die Lehren von Krishna, Buddha oder Christus hört, findet man darin immer, daß das Gute das Böse überwindet. Christus lehrte uns nicht, dem Bösen zu widerstehen, unsere Feinde zu lieben und diejenigen zu segnen, die uns verfolgen — darin liegt keine Heilung in dem Sinne, daß Gleiches Gleiches heilt. Und daher müssen wir beim wahren Heilen und ebenso in der spirituellen Entwicklung immer nach dem Guten streben, um das Böse auszutreiben, nach Liebe, um den Haß zu besiegen und nach Licht, um die Dunkelheit aufzulösen. Daher müssen wir alle Gifte, alle schädlichen Mittel vermeiden, und nur die wohltätigen und schönen verwenden.

Zweifellos bemühte sich Hahnemann mit seiner Methode der Potenzierung, Falsches in Richtiges, Gifte in Tugenden zu verwandeln, aber es ist einfacher, die schönen und tugendhaften Heilmittel direkt zu verwenden.

Heilung steht über allen materialistischen Dingen und Gesetzen. Es ist göttlichen Ursprungs und daher nicht an irgendwelche unserer Konventionen oder normalen Maßstäbe gebunden. Daher müssen wir unsere Ideale, unser Denken und unsere Ziele in die herrlichen und erhabenen Dimensionen erheben, die uns von den großen Meistern gelehrt und gezeigt worden sind.

Glauben Sie nicht einen Augenblick lang, daß uns dies von Hahnemanns Werk abbringt. Im Gegenteil, er zeigte die großen, fundamentalen Gesetze, die Basis auf. Aber er hatte nur ein Leben und wenn er sein Werk weiter fortgeführt hätte, wäre er zweifellos zu denselben Ergebnissen gelangt. Wir führen sein Werk nur fort und bringen es in das nächste, natürliche Entwicklungsstadium.

Nun wollen wir darüber nachdenken, warum sich die Medizin unvermeidlich verändern muß. Die Wissenschaft der vergangenen zweitausend Jahre hat Krankheit als einen materiellen Faktor betrachtet, der mit materiellen Mitteln beseitigt werden kann. Dies ist natürlich völlig falsch.

Die Krankheit des Körpers, so wie wir sie kennen, ist ein Ergebnis, ein Endprodukt, ein Endstadium von etwas viel Tieferem. Der Ursprung der Krankheit liegt nicht in der physischen Ebene, sondern viel eher in der geistigen. Sie ist ganz und gar das Ergebnis eines Konflikts zwischen unserem spirituellen und unserem sterblichen Selbst. Solange diese beiden in Harmonie miteinander sind, sind wir vollkommen gesund. Aber wenn sie uneins miteinander sind, hat dies das zur Folge, was wir als Krankheit kennen.

Krankheit ist einzig und allein ein Korrektiv. Sie ist weder eine Strafe noch grausam. Aber sie ist das Mittel, das unsere Seele verwendet, um uns auf unsere Fehler hinzuweisen, um zu verhindern, daß wir noch größere Irrtümer begehen, um uns daran zu hindern, noch mehr Schaden anzurichten und uns zurück auf den Weg der Wahrheit und des Lichts zu führen, von dem wir niemals hätten abkommen sollen.

In Wirklichkeit dient Krankheit unserem Wohl und ist wohltätig, obwohl wir sie vermeiden sollten, wenn wir nur das richtige Verständnis in Verbindung mit dem Wunsch, das Richtige zu tun, hätten.

Welche Irrtümer wir auch immer begehen, wirkt sich dies auf uns selbst aus und verursacht Unglück, Unwohlsein oder Leiden, entsprechend der Natur dieses Irrtums. Das Ziel liegt darin, uns die schädliche Wirkung einer falschen Handlung oder falschen Denkens bewußt zu machen. Und indem es ähnliche Resultate bei uns hervorbringt, zeigt es uns, wie wir anderen Kummer bereiten und daher dem großen und göttlichen Gesetz der Liebe und Einheit zuwiderhandeln.

Für das Verständnis des Arztes weist die Krankheit selbst auf die Art des Konflikts hin. Vielleicht läßt sich dies am besten anhand von Beispielen verdeutlichen, um Ihnen nahezubringen, daß, egal an welcher Krankheit Sie leiden, sie deshalb besteht, weil zwischen Ihnen und der Göttlichkeit in Ihnen Disharmonie herrscht und daß Sie irgendeinen Fehler machen, irgendeinen Irrtum begehen, den Ihr Höheres Selbst zu korrigieren versucht.

Schmerz ist die Folge von Grausamkeit, die anderen Schmerz verursacht, sei dies geistiger oder körperlicher Art. Aber Sie können sicher sein, daß Sie irgendeine grobe Handlungsweise oder einen grausamen Gedanken in Ihrem Wesen finden werden, wenn Sie sich selbst analysieren, wenn Sie unter Schmerzen leiden. Entfernen Sie diesen grausamen Zug und Ihr Schmerz wird aufhören. Wenn Sie an einer Steifheit eines Gelenks oder der Gliedmaßen leiden, können Sie ebenso sicher sein, daß in Ihrem Geist Starrheit vorhanden ist, daß Sie starr an irgendeiner Vorstellung, einem Prinzip, einer Konvention festhalten, die Sie aufgeben sollten. Wenn Sie an Asthma leiden oder Schwierigkeiten beim Atmen haben, nehmen Sie in irgendeiner Weise einem anderen Menschen die Luft. Oder Sie ersticken, weil Sie nicht den Mut haben, das Richtige zu tun. Wenn Sie schwach sind, dann deshalb, weil Sie zulassen, daß irgend jemand Ihre Lebenskraft daran hindert, in Ihren Körper einzufließen. Sogar der betroffene Körperteil weist auf die Natur des Fehlers hin. Die Hand bedeutet falsches Handeln. Der Fuß, daß man einen Fehler dabei macht, anderen zu helfen. Das Gehirn deutet auf mangelnde Kontrolle hin, das Herz auf einen Mangel oder Exzeß oder falsches Handeln in der Liebe. Das Auge auf falsche Wahrnehmung und darauf, daß man die Wahrheit nicht sieht, wenn man mit ihr konfrontiert ist. Und genauso kann man den Grund und die Natur einer Krankheit ergründen sowie die Lektion, die der Patient lernen muß, und die notwendige Korrektur.

Lassen Sie uns nun kurz einen Blick auf das Krankenhaus der Zukunft werfen.

Es wird eine Oase des Friedens, der Hoffnung und Freude sein. Keine Eile, kein Lärm. Es gibt keine dieser furchterregenden Apparate und Geräte, die heute verwendet werden. Kein Geruch nach Desinfektions- und Betäubungsmitteln. Es gibt dort nichts, was an Krankheit und Leid erinnert. Die Patienten werden nicht durch häufiges Temperaturmessen in ihrer Ruhe gestört. Es gibt keine täglichen Untersuchungen mit Stethoskopen und Abtasten, um dem Geist des Patienten die Natur seiner Krankheit einzuprägen. Kein ständiges Pulsfühlen, um den Patienten den Eindruck zu vermitteln, daß das Herz zu schnell schlägt. Denn all diese Dinge verhindern die Atmosphäre des Friedens und der Ruhe, die für den Patienten so notwendig ist, um seine schnelle Genesung zu ermöglichen. Es wird auch keinen Bedarf mehr für Laboratorien geben, denn die mikroskopische Untersuchung der Details wird keine Rolle mehr spielen, wenn man erst einmal voll erkannt hat, daß es der Patient ist, der behandelt werden muß, und nicht die Krankheit.

Das Ziel all dieser Institutionen wird darin bestehen, eine Atmosphäre des Friedens, der Hoffnung, der Freude und des Vertrauens herzustellen. Alles wird getan werden, um den Patienten zu ermutigen, seine Krankheit zu vergessen, nach Gesundheit zu streben und gleichzeitig jeden Fehler in seiner Natur zu korrigieren und die Lektion zu verstehen, die er lernen muß.

Alles an dem Krankenhaus der Zukunft wird erhebend und schön sein, so daß der Patient diesen Ort der Zuflucht aufsuchen wird, nicht nur um von seiner Krankheit befreit zu werden, sondern auch, um den Wunsch zu entwickeln, ein Leben zu führen, das mehr in Harmonie mit den Befehlen seiner Seele ist, als dies früher der Fall war.

Das Krankenhaus wird die Mutter der Kranken sein. Es wird sie in ihre Arme schließen, sie beruhigen und trösten und ihnen Hoffnung, Vertrauen und Mut geben, ihre Schwierigkeiten zu überwinden.

Der Arzt von morgen wird erkennen, daß er selbst keine Macht zu heilen hat, sondern daß ihm das Wissen gegeben wird, seine Patienten zu führen und die Heilkraft durch ihn kanalisiert wird, um sie von ihren Schmerzen zu befreien, wenn er sein Leben dem Dienst an seinen Mitmenschen widmet, dem Studium der menschlichen Natur, so daß er teilweise ihren Sinn verstehen kann und aus ganzem Herzen den Wunsch hat, die Menschen von ihrem Leid zu erlösen und alles für die Hilfe der Kranken hinzugeben. Und selbst dann wird seine Macht und seine Fähigkeit zu helfen direkt proportional zu der Intensität seines Wunsches und seiner

Bereitschaft zu dienen sein. Er wird verstehen, daß Gesundheit wie das Leben von Gott und nur von Gott allein kommt. Daß er und die Heilmittel, die er verwendet, nur Hilfsmittel in dem göttlichen Plan sind, die dazu beitragen, den Leidenden zurück auf den Weg des göttlichen Gesetzes zu bringen.

Der Arzt von morgen wird kein Interesse an Pathologie oder pathologischer Anatomie haben, denn er erforscht die Gesundheit. Es wird keine Rolle für ihn spielen, ob Kurzatmigkeit beispielsweise durch den Tuberkulosebazillus verursacht wird, den Streptokokkus oder irgendeinen anderen Organismus. Aber es wird ausgesprochen wichtig für ihn sein zu wissen, warum der Patient beim Atmen unter solchen Schwierigkeiten leiden muß. Es ist unbedeutend zu wissen, welche der Herzkammern beschädigt ist, sondern es wird von wesentlicher Bedeutung sein zu erkennen, in welcher Weise der Patient seine Liebe falsch entwickelt. Röntgenstrahlen werden nicht mehr verwendet werden, um ein arthritisches Gelenk zu untersuchen, sondern vielmehr wird man die Mentalität des Patienten erforschen, um die Starrheit in seinem Geist zu entdecken.

Die Krankheitsprognose wird nicht mehr von körperlichen Zeichen und Symptomen abhängen, sondern von der Fähigkeit des Patienten, seinen Fehler zu korrigieren und sich mit seinem spirituellen Leben in Harmonie zu bringen.

Die Ausbildung des Arztes wird ein tiefes Studium der menschlichen Natur umfassen. Sie wird zu einer großen Erkenntnis des Reinen und Vollkommenen führen sowie zu einem Verständnis des göttlichen Zustands des Menschen und dem Wissen, wie man denjenigen helfen kann, die leiden, so daß sie ihre Beziehung zu ihrem spirituellen Selbst wieder harmonisieren können, und in ihrer Persönlichkeit wieder Eintracht und Gesundheit hergestellt wird.

Der Arzt der Zukunft wird in der Lage sein, aus dem Leben des Patienten heraus den Konflikt zu ergründen, der die Krankheit oder Disharmonie zwischen Körper und Seele verursacht, was ihm ermöglicht, dem Leidenden den für ihn notwendigen Rat zu geben und ihn zu behandeln.

Er wird auch die Natur und ihre Gesetze studieren müssen. Er muß mit den Heilkräften der Natur vertraut sein, so daß er sie zum Nutzen des Patienten einsetzen kann.

Die Behandlung von morgen wird im wesentlichen vier Qualitäten in dem Patienten hervorbringen.

1. Frieden,
2. Hoffnung,
3. Freude und
4. Vertrauen.

Die gesamte Umgebung und die Aufmerksamkeit, die dem Patienten zuteil wird, dient diesem Ziel. Den Patienten mit einer Atmosphäre der Gesundheit und des Lichts zu umgeben, wird seine Genesung unterstützen. Gleichzeitig sind die Fehler des Patienten diagnostiziert worden, man hat sie ihm deutlich gemacht und nun erhält er Unterstützung und Ermutigung, damit er sie überwinden kann.

Darüber hinaus werden ihm die wunderbaren Heilmittel, die von Gott mit Heilkräften gesegnet worden sind, verabreicht, um die Kanäle in ihm zu öffnen, die das Licht der Seele einfangen, so daß der Patient mit Heilkraft durchströmt werden kann.

Die Wirkungsweise dieser Heilmittel besteht darin, unsere Vibrationen zu heben und unsere Kanäle für die Empfänglichkeit für unser spirituelles Selbst zu öffnen, unsere Natur mit der Tugend zu durchfluten, die wir benötigen und den Fehler in uns auszumerzen, der Schaden in uns anrichtet. Sie sind wie wunderbare Musik dazu in der Lage oder wie alle herrlichen, erhebenden Dinge, die uns inspirieren, unsere Natur zu heben und uns unserer Seele näherzubringen. Und genau durch diese Wirkungsweise bringen sie uns Frieden und befreien uns von unseren Leiden.

Sie heilen nicht, indem sie die Krankheit angreifen, sondern indem sie unseren Körper mit den wunderbaren Schwingungen unserer höheren Natur durchströmen, in deren Gegenwart jede Krankheit dahinschmilzt wie Schnee im Sonnenschein.

Und schließlich verändern sie die Einstellung des Patienten zu Gesundheit und Krankheit.

Der Gedanke, daß man sich Linderung durch die Bezahlung von Gold oder Silber erkaufen kann, muß für immer verbannt werden. Gesundheit ist wie das Leben göttlichen Ursprungs und kann nur mit göttlichen Mitteln erlangt werden. Geld, Luxus, Reisen können nach außen hin so erscheinen, als ob wir uns damit eine Verbesserung unseres körperlichen Zustands erkaufen könnten. Aber diese Dinge können uns niemals wahre Gesundheit verschaffen.

Der Patient von morgen muß verstehen, daß er und er allein sich von seinem Leiden befreien kann, obwohl er von einem erfahreneren Mitmenschen Rat und Hilfe erhalten kann, der ihn in seinem Bemühen unterstützt. Gesundheit ist dann vorhanden, wenn eine vollkommene Harmonie zwischen Seele, Geist und Körper besteht. Und diese Harmonie muß erlangt werden, bevor eine Heilung stattfinden kann.

In Zukunft wird man nicht mehr stolz darauf sein, krank zu sein. Im Gegenteil werden sich die Menschen ihrer Krankheit ebensosehr schämen, wie sie sich für ein Verbrechen schämen sollten.

Und nun möchte ich Ihnen erklären, welche zwei Geisteszustände in unserem Land wahrscheinlich mehr Krankheiten hervorbringen als irgendeine andere Ursache. Dies sind die großen Fehler unserer Zivilisation − nämlich Habgier und falscher Götzendienst.

Krankheit ist uns natürlich als Korrektiv geschickt worden. Wir bringen sie vollständig selbst hervor. Sie ist die Folge unseres falschen Handelns und falschen Denkens. Wenn wir jedoch unsere Fehler korrigieren und in Harmonie mit dem göttlichen Plan leben können, wird uns Krankheit niemals heimsuchen können.

In unserer Zivilisation überschattet die Habgier alles. Wir sind gierig nach Wohlstand, sozialem Status, einer hohen beruflichen Position, weltlichen Ehren, Komfort und Popularität. Doch die Gier nach diesen Dingen ist im Vergleich zu einer anderen Gier noch harmlos.

Das Schlimmste von allem ist die Gier, einen anderen Menschen zu besitzen. Es stimmt, daß dies unter uns so normal ist, daß man es als richtig und angemessen betrachtet. Doch dies mildert das Übel nicht, denn einen anderen Menschen oder seine Persönlichkeit zu besitzen oder zu beeinflussen bedeutet, sich die Macht unseres Schöpfers anzumaßen.

Wie viele Leute könnten Sie unter Ihren Freunden oder Verwandten aufzählen, die frei sind? Wie viele sind nicht gebunden oder werden von einem anderen Menschen beeinflußt oder beherrscht? Wie viele könnten jeden Tag, jeden Monat und jedes Jahr wieder behaupten: »Ich gehorche nur den Befehlen meiner Seele und bleibe unberührt von dem Einfluß anderer Menschen.«

Und doch ist jeder einzelne von uns eine freie Seele, die nur Gott für ihre Handlungen, ja auch für ihre Gedanken verantwortlich ist.

Es ist vielleicht die größte Lektion des Lebens, Freiheit zu lernen. Freiheit von den äußeren Umständen, von der Umgebung, anderen Persönlichkeiten und vor allen Dingen von uns selbst, denn solange wir nicht frei sind, sind wir nicht in der Lage, uns ganz zu verschenken und unseren Mitmenschen zu dienen.

Denken wir daran, ob wir nun unter Krankheit oder irgendeiner anderen Schwierigkeit leiden, ob wir von Beziehungen oder Freunden umgeben sind, die uns ärgern, ob wir unter Menschen leben, die uns beherrschen und über uns befehligen, die sich in unsere Pläne einmischen oder unseren

Fortschritt behindern, wir sind selbst dafür verantwortlich. Der Grund dafür liegt darin, daß in uns immer noch ein Zug vorhanden ist, der die Freiheit eines anderen verhindert, oder uns fehlt der Mut, unsere eigene Individualität zu behaupten und für unser Geburtsrecht einzustehen.

In dem Augenblick, wo wir all unseren Mitmenschen völlige Freiheit gegeben haben, wenn wir nicht mehr den Wunsch verspüren, andere an uns zu binden und sie einzuschränken, wenn wir von einem anderen Menschen nichts mehr erwarten, wenn unser einziger Gedanke darin besteht zu geben und niemals zu nehmen, dann sind wir in diesem Augenblick frei von allem. Unsere Fesseln fallen von uns ab, wir zerreißen unsere Ketten. Und zum ersten Mal in unserem Leben wissen wir um die außergewöhnliche Freude vollkommener Freiheit. Befreit von allen menschlichen Einschränkungen dienen wir nun bereitwillig und voller Freude allein unserem Höheren Selbst.

Die besitzergreifende Macht hat sich in der westlichen Welt so stark entwickelt, daß sie große Krankheit erforderlich macht, bevor die Menschen den Irrtum erkennen und ihr Verhalten korrigieren. Und je nachdem wie sehr wir einen anderen Menschen beherrschen, müssen wir leiden, solange wir uns eine Macht anmaßen, die dem Menschen nicht zusteht.

Völlige Freiheit ist unser Geburtsrecht und dies können wir nur dann erlangen, wenn wir jeder lebenden Seele, die unseren Weg kreuzt, diese Freiheit gewähren. Denn wir ernten wahrhaftig das, was wir säen, denn es heißt: »So wie ihr säet, werdet ihr ernten.«

Genauso, wie wir in das Leben eines anderen, sei dies ein junger oder alter Mensch, eingreifen, muß sich dies auf uns auswirken. Wenn wir ihre Aktivitäten einschränken, stellen wir womöglich fest, daß unsere Körper durch Steifheit eingeschränkt werden. Wenn wir ihnen darüber hinaus Schmerz und Leid zufügen, müssen wir darauf vorbereitet sein, dasselbe zu erleiden, bis wir uns gebessert haben. Und es gibt keine Krankheit, nicht einmal eine noch so schwere, die nicht notwendig ist, um unsere Handlungen zu überprüfen und unsere Verhaltensweise zu verändern.

Diejenigen von Ihnen, die unter einem anderen leiden, können neuen Mut schöpfen, denn es bedeutet, daß Sie eine Stufe in Ihrer Entwicklung erreicht haben, auf der Ihnen die Lektion erteilt wird, Ihre Freiheit wiederzugewinnen. Und genau der Schmerz und das Leid, das Sie ertragen, ist die Lehre, wie Sie Ihren eigenen Fehler korrigieren können. Und sobald Sie diesen Fehler erkannt und korrigiert haben, sind Ihre Schwierigkeiten vorbei.

Um dies zu bewerkstelligen, muß man große Güte üben. Man darf einen anderen Menschen niemals durch einen Gedanken, ein Wort oder eine Tat verletzen. Denken wir daran, daß alle Menschen an ihrer eigenen Erlösung arbeiten. Sie gehen durchs Leben, um die Lektionen zu lernen, die für die Vervollkommnung ihrer eigenen Seele notwendig sind. Dies müssen sie für sich selbst tun. Sie müssen ihre eigenen Erfahrungen machen und die Fallen der Welt erkennen und aus eigener Kraft heraus den Weg finden, der zum Gipfel führt. Das Äußerste, was wir tun können, wenn wir ein wenig mehr Wissen und Erfahrung haben als unsere jüngeren Mitmenschen, ist, sie sanft zu führen. Wenn sie auf uns hören, schön und gut. Wenn nicht, müssen wir geduldig warten, bis sie weitere Erfahrungen gemacht haben, die ihnen ihren Fehler bewußt machen sollen, und dann wenden sie sich vielleicht wieder an uns.

Wir sollten danach streben, so gütig, ruhig und geduldig hilfreich zu sein, daß wir uns unter unseren Mitmenschen bewegen wie ein Windhauch oder ein Sonnenstrahl. Immer bereit zu helfen, wenn sie uns darum bitten, aber wir wollen ihnen unsere eigenen Ansichten niemals aufzwingen.

Und nun möchte ich noch über ein weiteres großes Hindernis sprechen, das der Gesundheit im Wege steht und das heute weitverbreitet ist. Es ist eines der größten Hindernisse, auf das Ärzte in ihrem Bemühen zu heilen stoßen. Ein Hindernis, das eine Form von Vergötterung ist. Christus sagte: »Ihr könnt nicht gleichzeitig Gott und dem Mammon dienen«, und doch ist der Dienst am Mammon einer unserer größten Stolpersteine. Es gab einmal einen glorreichen, großartigen Engel, der dem heiligen Johannes erschien und dieser fiel in Bewunderung auf die Knie und huldigte ihm. Aber der Engel sagte zu ihm: »Du sollst nicht vor mir auf die Knie fallen, denn ich bin dein Diener und der Diener deiner Brüder. Huldige Gott.« Und doch huldigen heutzutage Abertausende nicht Gott, nicht einmal einem mächtigen Engel, sondern einem Mitmenschen. Ich kann Ihnen versichern, daß eine der größten Schwierigkeiten, die wir überwinden müssen, die Vergötterung eines anderen Sterblichen ist.

Wie gebräuchlich ist der Satz: »Ich muß meinen Vater, meine Schwester, meinen Mann fragen.« Welch eine Tragödie! Sich vorzustellen, daß eine menschliche Seele, die ihre göttliche Evolution vorwärtstreibt, aufhören sollte, einen Mitmenschen um Erlaubnis zu fragen. Wem glaubt er seinen Ursprung, sein Leben zu verdanken – einem Mitmenschen oder seinem Schöpfer?

Wir müssen begreifen, daß wir nur Gott allein für unsere Handlungen und Gedanken verantwortlich sind. Und daß es in der Tat falscher Götzendienst ist, sich von einem anderen Sterblichen beeinflussen zu lassen, seinen Wünschen nachzukommen oder seine Bedürfnisse zu berücksichtigen. Die Strafe dafür ist schwer, sie fesselt uns und wirft uns ins Gefängnis und schränkt unser Leben ein. Und dies sollte auch so sein, da wir es nicht anders verdienen, wenn wir den Befehlen eines Menschen gehorchen, wenn unser ganzes Selbst nur einen Befehl kennen sollte – nämlich den unseres Schöpfers, der uns unser Leben und unser Verständnis geschenkt hat.

Seien Sie sicher, daß der Mensch, der sich seiner Ehefrau, seinem Kind, seinem Vater oder seinem Freund verpflichtet fühlt, ein Götzenanbeter ist, der dem Mammon und nicht Gott dient.

Erinnern wir uns an die Worte Christi: »Wer ist meine Mutter und wer sind meine Brüder«, was bedeutet, daß jeder einzelne von uns, so gering und unbedeutend wir auch sein mögen, hier ist, um unseren Mitmenschen, der Menschheit, der Welt im großen und ganzen zu dienen und niemals, auch nur für den kürzesten Augenblick, den Befehlen eines anderen Menschen gehorchen soll, die den Motiven, die wir als die Befehle unserer Seele erkennen, in irgendeiner Art zuwiderlaufen.

Seien Sie der Kapitän Ihrer Seele, der Meister Ihres Schicksals (was bedeutet, lassen Sie sich nur und ohne Behinderung durch einen anderen Menschen oder einen Umstand von der Göttlichkeit in Ihnen beherrschen und führen), leben Sie immer im Einklang mit den Gesetzen Gottes und seien Sie nur dem Gott verantwortlich, der Ihnen Ihr Leben geschenkt hat.

Ich möchte Ihre Aufmerksamkeit noch auf einen weiteren Punkt lenken. Denken Sie immer an den Befehl, den Christus seinen Schülern gegeben hat: »Widersetzt euch dem Übel nicht.« Krankheit und Fehler werden nicht durch Kampf besiegt, sondern indem man sie durch das Gute ersetzt. Dunkelheit wird durch das Licht beseitigt, nicht durch größere Dunkelheit. Haß durch Liebe, Grausamkeit durch Mitgefühl und Mitleid und Krankheit durch Gesundheit.

Unser Ziel besteht ausschließlich darin, unsere Fehler zu erkennen und uns zu bemühen, die entgegengesetzte Tugend zu entwickeln, so daß der Fehler verschwinden wird, wie Schnee in der Sonne schmilzt. Kämpfen Sie nicht gegen Ihren Kummer. Ringen Sie nicht mit Ihren Fehlern und Schwächen. Vielmehr vergessen Sie sie, indem Sie sich auf die Entwicklung der notwendigen Tugend konzentrieren.

Und zusammenfassend können wir erkennen, welch große Rolle die Homöopathie in der Überwindung von Krankheit in der Zukunft spielen wird. Nun wo wir verstanden haben, daß Krankheit an sich ›Gleiches mit Gleichem heilen‹ bedeutet, daß wir sie selbst verschulden, daß sie dazu da ist, unsere Fehler zu korrigieren, und daher letztendlich zu unserem Guten ist, und wir sie vermeiden können, wenn wir die notwendigen Lektionen lernen und unsere Fehler korrigieren, bevor schwierigere Lektionen des Leids notwendig sind. Dies ist die natürliche Fortführung von Hahnemanns großartigem Werk. Die Folgerichtigkeit dieses Gedankengangs wurde ihm offenbart und führt uns einen Schritt weiter zum vollkommenen Verständnis von Krankheit und Gesundheit und dies ist das Stadium, in dem wir die Kluft zwischen dem, was er uns hinterlassen hat und der Dämmerung des Tages, wenn die Menschheit einen solchen Fortschritt gemacht haben wird, daß sie die Herrlichkeit der göttlichen Heilung direkt empfangen kann, überbrücken.

Der verständige Arzt, der seine Heilmittel aus den wohltätigen Pflanzen in der Natur sorgfältig auswählt, wird in der Lage sein, seinen Patienten zu helfen, die Kanäle zu öffnen, die eine größere Einheit zwischen Seele und Körper ermöglichen, und daher die Tugenden zu entwickeln, die notwendig sind, um die Fehler auszumerzen. Dies bringt der Menschheit die Hoffnung wirklicher Gesundheit in Verbindung mit geistigem und spirituellem Fortschritt.

Für die Patienten ist es notwendig, daß sie darauf vorbereitet sind, sich mit der Wahrheit zu konfrontieren, daß Krankheit einzig und allein auf ihre eigenen Fehler zurückzuführen ist, so wie der Sünde Sold der Tod ist. Sie müssen den Wunsch haben, diese Fehler zu korrigieren, ein besseres und sinnvolleres Leben zu führen und zu erkennen, daß Heilung ganz allein von ihrer eigenen Anstrengung abhängt, obwohl sie zum Arzt gehen können, damit er ihnen bei ihrem Problem hilft und sie führt.

Gesundheit kann nicht mehr durch die Bezahlung von Geld erreicht werden als ein Kind seine Erziehung erkaufen kann. Keine Geldsumme kann dem Schüler das Schreiben beibringen. Er muß es selbst unter der Anleitung eines erfahrenen Lehrers lernen. Und genauso verhält es sich mit der Gesundheit.

Es gibt zwei große Gebote: »Liebe Gott und deinen Nächsten.« Wir wollen unsere Individualität entwickeln, so daß wir völlige Freiheit erlangen, um der Göttlichkeit in uns selbst zu dienen und nur dieser Göttlichkeit allein. Und wir wollen allen anderen völlige Freiheit geben und ihnen so dienen, wie es in unserer Macht steht, gemäß den Befehlen unserer Seele, und uns immer daran erinnern, daß unsere Freiheit und die Fähigkeit, unseren Mitmenschen zu dienen, in dem Maße zunimmt, wie unsere eigene Freiheit größer wird.

Daher müssen wir uns mit der Tatsache konfrontieren, daß wir ganz allein für Krankheit verantwortlich sind und daß die einzige Behandlung darin besteht, unsere Fehler zu korrigieren. Jede wahre Heilung zielt darauf ab, den Patienten dabei zu unterstützen, seine Seele, seinen Geist und seinen Körper wieder in Harmonie zu bringen; dies kann er nur selbst bewerkstelligen, obwohl ihm der Rat und die Hilfe eines erfahrenen Mitmenschen dabei eine große Hilfe sein können.

Wie Hahnemann darlegte, ist jede Heilung, die nicht von innen heraus geschieht, schädlich, und eine scheinbare Heilung des Körpers, die durch materialistische Methoden erzielt wurde oder nur durch die Handlung anderer, ohne Selbsthilfe, kann sicherlich körperliche Erleichterung bringen, aber sie wird unserem Höheren Selbst schaden, denn die Lektion wurde nicht gelernt und der Fehler wurde nicht ausgemerzt.

Es ist schrecklich, wenn man daran denkt, wie viele künstliche und oberflächliche Heilungen heutzutage durch Geld und die falschen medizinischen Methoden erzielt werden. Falsche Methoden, weil sie die Symptome nur unterdrücken, scheinbare Erleichterung bringen, ohne die Ursache zu beseitigen.

Heilung muß aus unserem inneren Selbst kommen, indem wir unsere Fehler erkennen und korrigieren und unser Leben mit dem göttlichen Plan in Einklang bringen. Und da uns der Schöpfer in seiner Gnade bestimmte von Gott gesegnete Heilkräuter gegeben hat, die uns zu unserem Sieg verhelfen sollen, wollen wir diese suchen und sie, so gut es uns möglich ist, benutzen, damit sie uns helfen, den Berg unserer Evolution zu besteigen, bis zu dem Tag, wo wir den Gipfel der Vollkommenheit erreicht haben werden.

Hahnemann hatte die Wahrheit erkannt, daß ›Gleiches Gleiches heilt‹, was in Wirklichkeit bedeutet, daß Krankheit die falsche Handlung heilt, daß wahre Heilung nur eine höhere Stufe ist und Liebe und all ihre Attribute das Falsche austreibt.

Er erkannte, daß beim richtigen Heilen nichts benutzt werden muß, was dem Patienten seine eigene Verantwortung abnimmt, sondern daß nur solche Mittel angewandt werden dürfen, die ihm helfen, seine Fehler zu überwinden.

Wir wissen jetzt, daß bestimmte Heilmittel in der homöopathischen Pharmakopöe die Macht haben, unsere Schwingungen zu erhöhen, und unser sterbliches und unser spirituelles Selbst daher mehr in Einklang bringen, und durch die auf diese Weise hergestellte größere Harmonie Heilung bewirken.

Und schließlich ist es unsere Aufgabe, die Pharmakopöe zu reinigen und ihr neue Heilmittel hinzuzufügen, bis sie nur noch diejenigen enthält, die wohltätig und erhebend sind.

## Heile Dich selbst

(Veröffentlicht von C. W. Daniel & Co., 1931)

### Eine Erklärung der wahren Ursache
### von Krankheit und Heilung

Dieses Buch ist all denjenigen gewidmet, die leiden oder Kummer haben.

### Kapitel 1

Es liegt nicht in der Absicht dieses Buches vorzuschlagen, daß die Heilkunst unnötig ist. Dies wäre weit gefehlt. Ich habe jedoch die bescheidene Hoffnung, daß es denjenigen, die leiden, ein Führer sein kann, um den wahren Ursprung ihrer Krankheit in sich selbst zu suchen, so daß sie selbst zu ihrer Heilung beitragen können. Darüber hinaus hoffe ich, daß es jenen, die in medizinischen und religiösen Berufen tätig sind und denen das Wohlergehen der Menschheit am Herzen liegt, Anregungen gibt, so daß sie ihre Bemühungen um die Linderung des menschlichen Leidens verstärken, um so den vollständigen Sieg über die Krankheit voranzutreiben.

Der Hauptgrund für das Versagen der modernen medizinischen Wissenschaft liegt darin, daß sie sich mit den Wirkungen und nicht mit den Ursachen beschäftigt. Seit Jahrhunderten verschleiert der Materialismus die wahre Natur der Krankheit und daher hatte die Krankheit Gelegenheit, noch größere Verwüstungen anzurichten, da sie nicht an ihrer Ursache bekämpft wurde. Es ist so, als ob ein in den Bergen verschanzter Feind das umliegende Land ständig angreift, während die Betroffenen den Garnisonsstützpunkt ignorieren und sich damit zufriedengeben, ihre beschädigten Häuser zu reparieren und ihre Toten zu begraben, was bedeutet, daß sie nur die Wirkungen der feindlichen Angriffe bekämpfen. Allgemein gesprochen ist die moderne Medizin nichts anderes als das Zusammenflicken dieser Kriegsverletzten und das Begraben der Gefallenen, ohne einen Gedanken an die wirkliche Feste der Feinde zu verschwenden.

Mit den gegenwärtigen materialistischen Methoden wird Krankheit niemals geheilt oder beseitigt werden, und zwar aus dem einfachen Grund, weil die Ursache der Krankheit nicht materialistisch ist. Was wir als Krankheit kennen, ist die letztendlich im Körper hervorgerufene Wirkung und das Endprodukt lange tief im Inneren wirkender Kräfte. Selbst wenn die materielle Behandlung allein scheinbare Erfolge erzielt, ist dies nichts anderes als eine vorübergehende Erleichterung, wenn die wahre Ursache nicht behoben wurde. Der moderne Trend der medizinischen Wissenschaft hat der Krankheit noch mehr Macht gegeben, indem die wahre Natur der Krankheit fehlinterpretiert wird und man sich nur auf ihre materialistischen Aspekte im physischen Körper konzentriert. Krankheit wurde zum einen noch mächtiger, weil die Menschen von der wahren Krankheitsursache und daher auch von effektiven Methoden der Krankheitsbekämpfung abgelenkt wurden und zum anderen, weil man Krankheit im Körper lokalisiert, wodurch sie wirkliche Hoffnung auf Heilung verlieren und eine starke Angstneurose entwickeln, die niemals notwendig gewesen wäre.

Krankheit ist im wesentlichen die Folge eines Konfliktes zwischen Seele und Geist und sie kann nur durch spirituelle und geistige Bemühungen beseitigt werden. Wie wir später noch sehen werden, können solche Bemühungen, wenn sie aus dem richtigen Verständnis heraus unternommen werden, Krankheit heilen und verhindern, indem man die grundlegenden Faktoren entfernt, die die Hauptursache von Krankheit sind. Keine ausschließlich auf den Körper gerichtete Bemühung kann mehr bewirken, als den Schaden oberflächlich zu reparieren und darin liegt keine Heilung, da die Ursache immer noch wirksam ist und in jedem Augenblick ihr Vorhandensein in einer anderen Form zum Ausdruck bringen kann. In der Tat ist die scheinbare Genesung in vielen Fällen sogar schädlich, da sie dem Patienten die wahre Ursache seines Problems verbirgt, und in seiner Zufriedenheit über die scheinbar wiederhergestellte Gesundheit kann die wirkliche Ursache, die unbemerkt bleibt, wieder an Macht gewinnen. Vergleichen wir diesen Fall einmal mit dem eines Patienten, der weiß oder von einem weisen Arzt darauf hingewiesen worden ist, welche schädlichen spirituellen oder geistigen Kräfte in ihm wirksam sind, deren Auswirkungen wir die Krankheit des physischen Körpers nennen. Wenn der Patient sich direkt darum bemüht, diese Kräfte zu neutralisieren, verbessert sich sein Gesundheitszustand, und sobald ihm dies gelingt und er seine Aufgabe beendet hat, ist die Krankheit verschwunden. Dies ist wahre Heilung durch den Kampf gegen die Festung des Feindes, der tatsächlichen Grundlage für die Ursache des Leidens.

Eine Ausnahme unter den materialistischen Methoden, die in der modernen Wissenschaft angewendet werden, ist die des berühmten Hahnemann, des Begründers der Homöopathie, der aus dem Wissen um die wohltätige Liebe des Schöpfers und um die Göttlichkeit in jedem Menschen heraus, sowie durch die Erforschung der Lebenseinstellung seiner Patienten, seiner Umgebung und ihrer jeweiligen Krankheit versuchte, das Naturheilmittel zu finden, das nicht nur ihren Körper heilen würde, sondern gleichzeitig ihre geistige Einstellung heben könnte. Möge seine Wissenschaft von den wahren Ärzten verbreitet und weiterentwikkelt werden, die in ihrem Herzen Liebe zur Menschheit tragen.

Fünfhundert Jahre vor Christus brachten einige Ärzte des alten Indiens, die unter dem Einfluß von Lord Buddha wirkten, die Heilkunst auf einen so vollkommenen Stand, daß sie in der Lage waren, die Chirurgie abzuschaffen, obwohl diese zu ihrer Zeit ebenso oder noch wirksamer war als heutzutage. Männer wie Hippokrates mit seinen hohen Idealen des Heilens, Paracelsus mit seiner Gewißheit, daß das Göttliche im Menschen wohnt, und Hahnemann, der erkannte, daß Krankheit nicht in der physischen Ebene wurzelt – sie alle wußten sehr viel über die wahre Natur der Krankheit und die Heilung von Leiden. Welch unsägliches Leid hätte während der letzten 20 oder 25 Jahrhunderte vermieden werden können, wenn die Lehren dieser großen Meister ihrer Kunst befolgt worden wären, aber wie in vielen anderen Bereichen hat der Materialismus die westliche Welt so fasziniert und zwar so lange Zeit, daß die Stimmen derjenigen, die sich diesen Lehren widersetzten, den Rat derjenigen, die die Wahrheit erkannten, übertönten.

An dieser Stelle möchte ich kurz erwähnen, daß Krankheit, obwohl sie so grausam erscheint, an sich wohltätig und zu unserem Nutzen ist und, wenn man sie richtig deutet, uns zu unseren wesentlichen Fehlern führen kann. Wenn Krankheit richtig behandelt wird, ist sie die Ursache der Beseitigung dieser Fehler, und wir werden zu einem besseren Menschen als je zuvor. Leiden ist ein Korrektiv, um uns auf eine Lektion hinzuweisen, die wir mit anderen Mitteln nicht begriffen haben, und es kann niemals beseitigt werden, solange die Lektion nicht gelernt ist. Man muß auch wissen, daß bei denjenigen, welche die Bedeutung von warnenden Anzeichen verstehen und in der Lage sind, sie zu deuten, Krankheit verhindert werden kann, bevor sie sich manifestiert, oder in ihrem Frühstadium erfolgreich bekämpft werden kann, wenn die geeigneten, korrigierenden, spirituellen und geistigen Bemühungen unternommen werden. In keinem Fall muß ein Mensch verzweifeln, wie schwer seine Krankheit auch ist, denn die Tatsache, daß ihm noch physisches Leben geschenkt ist, zeigt, daß die Seele, die ihn führt, nicht ohne Hoffnung ist.

## Kapitel 2

Um das Wesen von Krankheit zu verstehen, müssen wir einige grundlegende Wahrheiten erkennen. Die erste Wahrheit ist, daß der Mensch eine Seele hat, die sein wahres Selbst ist. Daß er ein göttliches, mächtiges Wesen, ein Sohn des Schöpfers aller Dinge ist, dessen Körper, obwohl er der irdische Tempel dieser Seele ist, nur die unbedeutendste Widerspiegelung darstellt. Daß unsere Seele, unsere Göttlichkeit, die in uns wohnt und uns umgibt, unser Leben nach seinem Plan gestaltet und uns immer führt, beschützt und ermutigt, und uns sorgsam und gütig zu unserem größten Vorteil leitet, wenn wir es zulassen. Daß Er, unser Höheres Selbst, das ein Funke des Allmächtigen ist, deshalb unbesiegbar und unsterblich ist.

Das zweite Prinzip ist, daß wir, so wie wir uns in dieser Welt kennen, als Persönlichkeiten auf diese Welt gekommen sind, um all das Wissen und die Erfahrung zu sammeln, die man durch die irdische Existenz erlangen kann, um alle uns fehlenden Tugenden zu entwickeln und das Schlechte in uns zu beseitigen, um die Vervollkommnung unseres Wesens voranzutreiben. Die Seele weiß, welche Umgebung und welche Lebensumstände uns dabei von größtem Nutzen sind und daher weist uns Gott jenen Lebensbereich zu, der sich zu diesem Zweck am besten eignet.

Drittens müssen wir erkennen, daß dieser kurze Aufenthalt auf Erden, den wir als unser Leben kennen, nicht mehr als ein Augenblick im Verlaufe unserer Evolution ist, so wie ein Schultag im Verhältnis zu einer ganzen Lebensspanne steht. Obwohl wir im Augenblick nur diesen einen Tag sehen und begreifen können, sagt uns unsere Intuition, daß unsere Geburt unendlich weit von unserem Anfang und der Tod unendlich weit von unserem Ende entfernt ist. Unsere Seele, die wir in Wirklichkeit sind, ist unsterblich, und der Körper, dessen wir uns bewußt sind und der vergänglich ist, ist nur unser Fortbewegungsmittel auf unserer Lebensreise oder ein Instrument, das wir für unsere tägliche Arbeit benutzen.

Nun folgt ein viertes, großes Prinzip, nämlich, daß unser Leben voller Freude und Frieden, Glück und Gesundheit ist, wenn unsere Seele und unsere Persönlichkeit in Harmonie miteinander sind. Ein Konflikt entsteht erst dann, wenn unsere Persönlichkeit von dem Weg abkommt, der von der Seele festgelegt wurde, entweder aufgrund von unseren eigenen weltlichen Wünschen oder weil wir von anderen Menschen dazu überredet werden. Dieser Konflikt ist die Wurzel von Krankheit und Unglück. Egal, welche Aufgabe wir in dieser Welt haben – ob wir Schuhputzer oder Monarch, Grundbesitzer oder Bauer, reich oder arm sind –, solange wir unsere Aufgabe gemäß den Befehlen der Seele erfüllen, ist alles in Ordnung. Darüber hinaus können wir sicher sein, daß egal, in welche Lebenslage wir hineingeboren sind, ob diese nun angenehm oder schwierig ist, sie die Lektionen und Erfahrungen enthält, die im Augenblick für unsere Entwicklung notwendig sind, und uns die beste Entwicklungschance gibt.

Das nächste große Prinzip ist die Erkenntnis der Einheit aller Dinge, nämlich, daß der Schöpfer aller Dinge Liebe ist, und daß alles, dessen wir uns bewußt sind, in seiner unendlichen Anzahl von Ausdrucksformen eine Offenbarung dieser Liebe ist, ob es sich nun um einen Planeten oder einen Kieselstein, einen Stern oder einen Tautropfen, einen Menschen oder die niedrigste Lebensform handelt. Es ist möglich, sich eine Vorstellung davon zu machen, indem wir uns unseren

Schöpfer als eine großartige strahlende Sonne der Güte und Liebe vorstellen, aus deren Zentrum unendlich viele Strahlen in jede Richtung ausgesandt werden, und daß wir und alles, dessen wir uns bewußt sind, Teilchen am Ende dieser Strahlen sind, ausgesandt, um Erfahrung und Wissen zu sammeln, aber letztendlich, um zu diesem großartigen Zentrum zurückzukehren. Und obwohl uns jeder dieser Strahlen als getrennt und verschieden von den anderen erscheinen mag, ist er in Wahrheit doch ein Teil der großen, zentralen Sonne. Trennung ist unmöglich, denn sobald ein Lichtstrahl von seiner Quelle abgeschnitten wird, hört er auf zu existieren. Auf diese Weise können wir ein wenig verstehen, daß Getrenntheit unmöglich ist, da jeder Lichtstrahl, obwohl er individuell ist, dennoch ein Teil der großen, zentralen, schöpferischen Kraft ist. Daher wirkt sich jede Handlung gegen uns selbst oder andere auf das Ganze aus, denn es verursacht Unvollkommenheit in einem Teil, die wiederum auf das Ganze gespiegelt wird, dessen Einzelteile letztendlich wieder vollkommen werden müssen.

Daher sehen wir, daß es zwei große mögliche fundamentale Irrtümer gibt: Die Trennung zwischen unserer Seele und unserer Persönlichkeit und die Grausamkeit oder das falsche Verhalten gegenüber anderen, denn dies stellt eine Sünde gegen die Einheit dar. Diese beiden Fehler bringen Konflikte hervor, was wiederum zu Krankheit führt. Wenn wir verstehen, wo wir einen Fehler machen (was wir so oft nicht erkennen), und uns aufrichtig darum bemühen, diesen Fehler zu korrigieren, wird dies nicht nur zu einem Leben voller Freude und Frieden führen, sondern auch zu Gesundheit.

Krankheit an sich ist wohltätig und ihr Zweck besteht darin, die Persönlichkeit zurück zum göttlichen Willen der Seele zu führen. Daraus geht hervor, daß man Krankheit sowohl vorbeugen als auch verhindern kann, denn es bestünde keine Notwendigkeit für die schwere Lektion des Leidens, wenn wir uns nur der Fehler, die wir begehen, bewußt werden könnten und diese durch spirituelle und geistige Mittel korrigieren würden. Die göttliche Macht gibt uns jede Gelegenheit, unser Leben wieder in die richtige Bahn zu lenken, bevor sie als letztes Mittel Schmerz und Leid anwendet. Es sind nicht die Irrtümer dieses Lebens, dieses Schultages, die wir bekämpfen. Und obwohl wir uns in unserem physischen Geist des Grundes unseres Leidens nicht bewußt sind, das uns grausam und unsinnig erscheinen mag, kennt unsere Seele (die unser wahres Selbst ist) die volle Absicht und führt uns zu unserem besten Nutzen. Dennoch würde das Verständnis und die Korrektur unserer Fehler die Krankheit verkürzen und unsere Gesundheit wiederherstellen. Das Wissen um die Absicht der Seele und das Fügen in dieses Wissen bedeutet Befreiung von irdischen Leiden und unserem Kummer und gibt uns die Freiheit, uns in Freude und Glück zu entwickeln.

Es gibt zwei große Irrtümer: Erstens, die Gebote unserer Seele nicht zu achten und zu befolgen, und zweitens, gegen die Einheit zu handeln. Was das letztere betrifft, sollten wir es immer vermeiden, über andere zu urteilen, denn was für den einen richtig ist, ist für den anderen falsch. Der Kaufmann, dessen Aufgabe darin besteht, einen florierenden Handel nicht nur zu seinem eigenen Vorteil, sondern auch zum Nutzen all jener, die er beschäftigt, aufzubauen, und der dadurch Kenntnisse der Leistungsfähigkeit seines Betriebs und Kontrolle gewinnt und die damit verbundenen Tugenden entwickelt, muß zwangsläufig andere Qualitäten und Tugenden benutzen als eine Krankenschwester, die ihr Leben der Pflege der Kranken opfert. Und doch eignen sich beide auf die richtige Weise die Qualitäten an, die für ihre Entwicklung notwendig sind, wenn sie die Gebote ihrer Seele befolgen. Es kommt darauf an, den Geboten unserer Seele zu gehorchen, was wir durch unser Gewissen, unseren Instinkt und unsere Intuition lernen.

Daraus können wir erkennen, daß Krankheit aufgrund ihrer eigenen Prinzipien und im wesentlichen sowohl vermeidbar als auch heilbar ist, und die Aufgabe spiritueller Heiler und Ärzte besteht darin, den Leidenden außer materiellen Heilmitteln das Wissen über die Fehler ihres Lebens und die Art und Weise, wie man diese Fehler ausmerzen kann, zu vermitteln, um die Kranken so zurück zu Gesundheit und Freude zu führen.

## Kapitel 3

Was wir als Krankheit kennen, ist das Endstadium einer viel tieferen Disharmonie, und es ist offensichtlich, daß die Beschäftigung mit dem Endresultat allein nicht voll wirksam sein kann, wenn man die Ursache nicht beseitigt, um einen vollständigen Behandlungserfolg zu gewährleisten. Es gibt einen grundsätzlichen Fehler, den der Mensch begehen kann, nämlich den Verstoß gegen die Einheit. Dieser Fehler wurzelt in der Selbstliebe. Darüber hinaus könnte man sagen, daß es im wesentlichen nur ein Leiden gibt, nämlich körperliches Unwohlsein oder Krankheit. Und so wie es unterschiedliche Verstöße gegen die Einheit gibt, gibt es auch verschiedene Formen von Krankheit – die Folge dieser Vergehen –, je nachdem, welche Ursache der Krankheit zugrunde liegt. Das Wesen einer Krankheit kann ein hilfreicher Führer sein, wenn man die Art des Verstoßes gegen das göttliche Gesetz der Liebe und Einheit entdecken will.

Wenn wir genügend Liebe zu allen Dingen in uns haben, können wir niemandem Schaden zufügen, denn diese Liebe würde in jede unserer Handlungen einfließen und unseren Geist an jedem Gedanken hindern, der einen anderen Menschen verletzen könnte. Aber wir haben diesen Zustand der Vollkommenheit noch nicht erreicht. Wenn dies so wäre, wäre unsere Existenz hier auf Erden nicht mehr notwendig. Aber wir alle suchen und bewegen uns auf diesen Zustand hin und diejenigen von uns, die geistig oder körperlich leiden, werden durch dieses leidvolle Leben zu diesem idealen Zustand geführt. Und wenn wir es nur richtig verstehen, können wir nicht nur unseren Fortschritt zu diesem Ziel beschleunigen, sondern uns auch Krankheit und Leid ersparen. Von dem Augenblick an, wo wir die Lektion verstanden und den Fehler beseitigt haben, besteht keine Notwendigkeit mehr für eine Korrektur, denn wir müssen uns daran erinnern, daß Leid an sich wohltätig ist, insofern es uns darauf hinweist, wenn wir den falschen Weg einschlagen, und so unsere Entwicklung hin zu ihrer wunderbaren Vollkommenheit beschleunigt.

Die wirklichen und grundlegenden Krankheiten des Menschen sind Fehler wie Stolz, Grausamkeit, Haß, Eigenliebe, Unwissenheit, Labilität und Habgier. Und wenn wir jeden dieser Fehler näher betrachten, werden wir feststellen, daß er der Einheit zuwiderläuft. Solche Fehler sind die wahren Krankheiten (im modernen Sinne des Wortes), und das Beibehalten und Festhalten an diesen Fehlern, nachdem wir ein Entwicklungsstadium erreicht haben, wo wir sie als falsch erkennen, was die schädlichen Wirkungen im Körper hervorruft, die wir als Krankheit kennen.

Stolz ist zunächst auf die mangelnde Erkenntnis der Unwichtigkeit der eigenen Persönlichkeit und ihrer völligen Abhängigkeit von der Seele zurückzuführen, sowie darauf, daß wir Erfolge nicht aus eigener Kraft erringen, sondern daß sie uns durch die Gnade der Göttlichkeit in uns zuteil werden. Zweitens ist Stolz die falsche Einschätzung der Proportionen, der eigenen Winzigkeit inmitten des großen Plans der Schöpfung. Da sich Stolz immer weigert, sich bescheiden und demütig dem Willen des großen Schöpfers zu beugen, handelt er immer gegen diesen Willen.

Grausamkeit ist die Verleugnung der Einheit aller Dinge und das mangelnde Verständnis, daß jede Handlung, die gegen einen anderen gerichtet ist, im Gegensatz zum Ganzen und daher auch gegen die Einheit steht. Kein Mensch würde diejenigen, die ihm nahestehen, verletzen, und durch das Gesetz der Einheit müssen wir solange wachsen, bis wir verstehen, daß jeder, da er ein Teil des Ganzen ist, uns so lieb und teuer werden muß, bis sogar diejenigen, die uns verfolgen, nur noch Gefühle der Liebe und des Mitgefühls in uns hervorrufen.

Haß ist das Gegenteil von Liebe, die Umkehrung des Gesetzes der Schöpfung. Es steht im Gegensatz zum allumfassenden, göttlichen Plan und ist eine Verleugnung des Schöpfers. Daher führt er nur zu Handlungen und Gedanken, die der Einheit zuwiderlaufen und das Gegenteil derjenigen sind, die durch Liebe bestimmt werden.

Auch Selbstliebe ist wiederum eine Verleugnung der Einheit und der Verpflichtung, die wir gegenüber unseren Mitmenschen haben, indem wir unsere eigenen Interessen vor das Wohl der Menschheit und die Sorge und den Schutz unserer Mitmenschen stellen.

Unwissenheit ist das Versäumnis zu lernen, die Weigerung, die Wahrheit zu erkennen, wenn sich die Gelegenheit dazu bietet, und sie führt zu vielen falschen Handlungen, die nur in der Dunkelheit existieren können und nicht möglich sind, wenn wir von dem Licht der Wahrheit und des Wissens umgeben sind.

Labilität, Unentschlossenheit und mangelnde Zielstrebigkeit sind die Folge, wenn sich die Persönlichkeit weigert, sich von ihrem Höheren Selbst regieren zu lassen, und sie führt dazu, daß wir andere durch unsere Schwäche betrügen. Dies wäre nicht möglich, wenn wir das Wissen in uns hätten, daß wir die unbesiegbare, unüberwindbare Göttlichkeit in uns tragen, die wir in Wahrheit sind.

Habgier führt zu Machthunger. Sie ist die Verleugnung der Freiheit und Individualität jeder Seele. Anstatt anzuerkennen, daß jeder von uns hier auf Erden ist, um sich frei in der Weise zu entwickeln, wie es ihm seine eigene Seele befiehlt, um unsere Individualität zu stärken und frei und ungehindert unserer Aufgabe nachzugehen, strebt die von Habgier beherrschte Persönlichkeit danach, andere zu beherrschen, zu beeinflussen und die Kontrolle über sie auszuüben, wodurch sie sich die Macht des Schöpfers anmaßt.

Dies sind Beispiele für die wahre Krankheit, der Ursache und Grundlage all unseres Leidens und Elends. Jeder dieser Fehler wird, wenn man ihn entgegen der Stimme des Höheren Selbst beibehält, einen Konflikt hervorrufen, der zwangsläufig im physischen Körper widergespiegelt werden muß, wo er seine eigene Art von Krankheit hervorruft.

Nun können wir erkennen, wie jede Art von Krankheit, an der wir womöglich leiden, uns zu der Entdeckung des Fehlers führt, der hinter unseren Beschwerden steckt. Zum Beispiel wird Stolz, der die Arroganz und Starrheit des Geistes darstellt, die Krankheiten erzeugen, die Starrheit und Steifheit des Körpers hervorbringen. Schmerz ist die Folge von Grausamkeit, wodurch der Patient durch das eigene Leiden lernt, anderen Menschen kein Leid zuzufügen, sei dies körperlich oder durch seine geistige Einstellung. Die Strafen des Hasses sind Einsamkeit, gewalttätige und unkontrollierbare Wutausbrüche, Nervenzusammenbrüche und hysterische Anfälle. Die Krankheiten der Introvertiertheit − Neurosen, Neurasthenien und ähnliche −, die dem Leben soviel Freude nehmen, werden durch übertriebene Eigenliebe verursacht. Unwissenheit und Unbewußtheit erschweren das Alltagsleben und darüber hinaus sind Kurzsichtigkeit, Sehschwäche und Hörschäden die natürlichen Folgen, wenn man sich beständig weigert, die Wahrheit zu erkennen, wenn man die Gelegenheit dazu erhält. Unbeständigkeit ruft dieselbe Qualität im Körper mit den damit verbundenen verschiedenen Störungen hervor, welche die Bewegung und die Koordination beeinträchtigen. Die Folge von Habgier und der Beherrschung anderer sind Krankheiten, die den Leidenden zum Sklaven seines eigenen Körpers machen, wodurch seine Bedürfnisse und Ziele durch die Krankheit eingeschränkt werden.

Darüber hinaus ist es kein Zufall, welcher Körperteil von der Krankheit betroffen ist, sondern in Übereinstimmung mit dem Gesetz von Ursache und Wirkung ist der betroffene Körperteil ein hilfreicher Führer. Das Herz beispielsweise ist die Quelle des Lebens und daher auch der Liebe und ist besonders dann angegriffen, wenn die Liebe zur Menschheit nicht entwickelt oder falsch eingesetzt wird. Eine kranke Hand weist auf falsches Handeln hin. Das Gehirn ist das Zentrum der Kontrolle und wenn es geschädigt ist, weist dies auf mangelnde Kontrolle in der Persönlichkeit hin. Wir alle geben bereitwillig zu, wie viele Folgen ein gewalttätiger Wutausbruch oder der Schock unerwarteter schlechter Nachrichten haben kann. Wenn daher triviale Angelegenheiten den Körper beeinflussen können, um wieviel schwerer muß dann die Folge eines seit langem bestehenden Konfliktes zwischen Seele und Körper sein. Kann es uns da noch verwundern, daß die Folge dieses Konflikts zu solch schmerzhaften Beschwerden führt, wie es die heutzutage verbreiteten Krankheiten sind?

Aber dennoch besteht kein Grund zur Niedergeschlagenheit. Die Vorbeugung und Heilung von Krankheit kann dadurch erreicht werden, daß wir den Fehler in uns entdecken und durch die ernsthafte Entwicklung der Tugend ausmerzen, die ihn beseitigen wird. Nicht indem wir das Falsche bekämpfen, sondern indem wir uns von einer solchen Flut der ihm entgegengesetzten Tugend durchströmen lassen, daß er aus unserem Wesen hinausgespült wird.

## Kapitel 4

Wie wir sehen, gibt es in bezug auf Krankheit keinen Zufall, weder in der Art der Krankheit noch in Hinsicht auf den betroffenen Körperteil. Wie alle anderen Wirkungen der Energie folgt Krankheit dem Gesetz von Ursache und Wirkung. Bestimmte Krankheiten können durch physische Mittel verursacht werden, wie zum Beispiel diejenigen, die mit bestimmten Giften, Unfällen und Verletzungen und übermäßigen Exzessen verbunden sind. Aber Krankheit im allgemeinen ist auf einen grundlegenden Fehler in unserer Konstitution zurückzuführen, wie an den bereits angeführten Beispielen deutlich wurde.

Und daher dürfen nicht nur physische Mittel benutzt werden, um eine vollständige Heilung zu erzielen, wobei man immer die besten Methoden, die der Heilkunst bekannt sind, verwenden sollte, sondern wir selbst müssen uns auch bis zum äußersten darum bemühen, den Fehler in uns zu beseitigen, denn die letztendliche und vollständige Heilung geschieht schließlich von innen heraus, aus der Seele selbst, die durch ihre Wohltätigkeit Harmonie durch die Persönlichkeit ausstrahlt, wenn wir dies zulassen.

So wie es eine Hauptursache von Krankheit gibt, nämlich die Selbstliebe, gibt es eine große und sichere Methode der Linderung allen Leidens, nämlich die Verwandlung von Eigenliebe in Nächstenliebe. Wenn wir die Qualität ausreichend entwickeln, uns in der Liebe und Sorge um unsere Mitmenschen zu verlieren, und uns an dem herrlichen Abenteuer erfreuen, Wissen zu erlangen und anderen Menschen zu helfen, bereiten wir unseren Schmerzen und unserem Leid rasch ein Ende. Das große und letztendliche Ziel besteht darin, unsere eigenen Interessen für den Dienst an der Menschheit aufzugeben. Es kommt dabei nicht darauf an, in welche Lebenssituation uns unsere Göttlichkeit gestellt hat. Welchem Beruf oder Geschäft wir auch nachgehen, ob wir reich oder arm, König oder Bettler sind, ist es jedem einzelnen von uns möglich, die Aufgabe seiner jeweiligen Berufung zu erfüllen und doch ein wahrer Segen für seine Mitmenschen zu sein, indem er ihnen die göttliche Liebe der Brüderlichkeit vermittelt.

Aber die große Mehrheit von uns muß noch einen langen Weg gehen, bevor wir diesen Zustand der Vollkommenheit erreichen können, obwohl es erstaunlich ist, wie schnelle Fortschritte jeder einzelne machen kann, wenn er sich ernsthaft darum bemüht und unter der Voraussetzung, daß er nicht auf seine eigene, unbedeutende Persönlichkeit allein vertraut, sondern unbedingtes Vertrauen darauf hat, daß ihm durch das Beispiel und die Lehren der großen Meister der Welt die Möglichkeit gegeben wird, sich wieder mit seiner eigenen Seele zu vereinigen, der Göttlichkeit in seinem Inneren, wo alles möglich wird. In den meisten von uns gibt es einen oder mehrere schädliche Fehler, die unseren Fortschritt besonders behindern, und es ist dieser Fehler oder es sind diese Schwächen, die wir in uns suchen müssen. Und während wir danach streben, in uns Liebe für die Welt zu entwickeln, müssen wir uns gleichzeitig bemühen, jeden Fehler dadurch zu beseitigen, daß wir die entgegengesetzte Tugend entwickeln. Dies kann uns zunächst schwerfallen, aber nur am Anfang, denn es ist erstaunlich, wie schnell sich eine Tugend entwickelt, um die man sich wahrhaft bemüht, verbunden mit dem Wissen, daß mit Unterstützung der Göttlichkeit in uns ein Mißerfolg unmöglich ist, wenn wir nur durchhalten.

Bei der Entwicklung der universellen Liebe in uns müssen wir lernen, immer mehr zu erkennen, daß jeder Mensch, wie unbedeutend er auch ist, ein Kind des Schöpfers ist, und daß er eines Tages und zur rechten Zeit Vollkommenheit erlangen wird, worauf wir alle hoffen. Wie niedrig ein Mensch oder ein Tier auch erscheinen mag, müssen wir uns daran erinnern, daß es den göttlichen Funken in sich trägt, der langsam aber sicher wachsen wird, bis die Herrlichkeit des Schöpfers dieses Wesen durchstrahlt. Darüber hinaus ist die Frage von richtig oder falsch, gut und böse, nur relativ. Was für die natürliche Evolution des Eingeborenen richtig ist, wäre für den bewußteren, zivilisierten Menschen falsch, und das, was bei uns sogar als Tugend gilt, könnte bei einem Menschen fehl am Platze und deshalb falsch sein, der das Stadium der Jüngerschaft erreicht hat. Was wir als falsch oder böse bezeichnen, ist in Wirklichkeit nur Gutes am falschen Platz und daher ist es nur relativ. Erinnern wir uns daran, daß auch unsere Vorstellung von Idealismus nur relativ ist. Den Tieren müssen wir wahrhaftig wie Götter erscheinen, wohingegen wir selbst weit unter der Ebene der großen Weißen Bruderschaft der Heiligen und Märtyrer stehen, die alles gegeben haben, um uns als Beispiel voranzugehen. Wir müssen auch Mitgefühl für die niedrigste Kreatur haben, denn obwohl wir uns selbst als ihr weit überlegen betrachten, sind wir in der Tat ebenso unbedeutend und haben noch eine lange Reise vor uns, um die Entwicklungsstufe unserer älteren Brüder zu erreichen, deren Licht jedes Zeitalter der Welt überstrahlt.

Wenn wir von Stolz ergriffen werden, wollen wir versuchen zu erkennen, daß unsere Persönlichkeit in Wirklichkeit völlig unbedeutend ist, unfähig, irgendein gutes Werk oder einen nützlichen Dienst zu tun oder den Mächten der Dunkelheit zu widerstehen, wenn ihr nicht Hilfe durch das Licht von oben zuteil wird, das Licht unserer Seele. Wir wollen uns bemühen, einen flüchtigen Eindruck von der Allmächtigkeit und unvorstellbaren Kraft unseres Schöpfers zu erhaschen, der in einem Wassertropfen eine Welt und unzählbare Universen in Vollkommenheit erschafft, und versuchen wir zu begreifen, welche Demut wir ihm schuldig sind und wie völlig abhängig wir von ihm sind. Wir lernen, unseren menschlichen Vorgesetzten Respekt zu zollen. Wie unendlich viel mehr sollten wir unsere eigene Fehlbarkeit vor dem großen Architekten des Universums mit äußerster Demut anerkennen!

Wenn Grausamkeit oder Haß unseren Fortschritt behindern, wollen wir uns daran erinnern, daß Liebe die Grundlage der Schöpfung ist, daß in jeder lebenden Seele das Gute verborgen ist und daß im Besten von uns noch etwas Schlechtes steckt. Indem wir nach dem Guten in anderen suchen, selbst in jenen, die uns zunächst angreifen, lernen wir zumindest, Mitgefühl und die Hoffnung zu entwickeln, daß sie bessere Wege finden werden. Dann ergibt es sich, daß der Wunsch in uns entsteht, ihnen bei dieser Entwicklung behilflich zu sein. Der letzte Sieg aller wird durch Liebe und Güte errungen werden und wenn wir diese beiden Qualitäten ausreichend entwickelt haben, wird uns nichts mehr etwas anhaben können, da wir immer Mitgefühl haben und keinen Widerstand leisten, denn durch das Gesetz von Ursache und Wirkung ist es der Widerstand, der Schaden anrichtet. Unser Ziel im Leben ist es, den Befehlen unseres Höheren Selbst zu folgen und uns nicht von anderen beeinflussen zu lassen, und dies können wir nur dann erreichen, wenn wir sanft unseren eigenen Weg gehen, aber gleichzeitig niemals in die Persönlichkeit eines anderen Menschen eingreifen oder ihm durch irgendeine Grausamkeit oder Haß Schaden zufügen. Wir müssen danach streben zu lernen, andere zu lieben, und damit beginnen wir vielleicht bei einem Menschen oder sogar einem Tier und lassen diese Liebe sich entwickeln und immer weiter ausdehnen, bis die ihr entgegengesetzten Fehler von selbst verschwinden. Liebe erzeugt Liebe, so wie Haß Haß hervorbringt.

Die Heilung von Eigenliebe wird dadurch bewirkt, daß wir unsere Sorge und Aufmerksamkeit anderen zuwenden, wobei wir so in ihrem Wohl aufgehen, daß wir uns selbst in diesem Bestreben vergessen. Um es mit den Worten eines großen Ordens der Bruderschaft auszudrücken: »Trost für unseren eigenen Kummer darin zu suchen, daß wir unseren Mitgeschöpfen in der Stunde ihrer Not Linderung und Trost zuteil werden lassen«, und es gibt keinen sichereren Weg, Eigenliebe zu heilen als mit dieser Methode.

Unbeständigkeit kann durch die Entwicklung von Zielstrebigkeit und Entschlossenheit beseitigt werden, indem man sich zu einer Entscheidung durchringt und entschlossen handelt, anstatt ständig hin- und herzuschwanken. Selbst wenn wir zunächst manchmal Fehler machen, ist es besser zu handeln, als Gelegenheiten zu verpassen, weil wir uns nicht entscheiden können. Unsere Entschlossenheit wird schon bald stärker werden. Die Angst, sich ins Leben zu stürzen, wird verschwinden, und die auf diese Weise gewonnenen Erfahrungen werden uns eine bessere Urteilsfähigkeit verleihen.

Um Unwissenheit zu beseitigen, dürfen wir wiederum keine Angst vor Erfahrungen haben, sondern müssen mit wachem Geist und mit offenen Augen und Ohren alles Wissen in uns aufnehmen, das wir erlangen können. Gleichzeitig müssen wir geistig flexibel bleiben, damit uns unsere Voreingenommenheit und unsere früheren Überzeugungen nicht die Gelegenheit nehmen, neues und umfassenderes Wissen zu sammeln. Wir sollten immer bereit sein, unseren Geist zu erweitern und unsere festen Vorstellungen aufzugeben, wie fest verwurzelt sie auch sein mögen, wenn sich durch eine umfassendere Erfahrung eine größere Wahrheit offenbart.

Wie der Stolz ist auch die Habgier ein großes Hindernis für unseren Fortschritt und beide müssen erbarmungslos ausgemerzt werden. Die Folgen von Habgier sind in der Tat sehr ernst, denn sie bringen uns dazu, daß wir uns in die Seelenentwicklung unserer Mitmenschen einmischen. Wir müssen erkennen, daß jedes Lebewesen hier auf Erden ist, um seine eigene Entwicklung gemäß den Geboten seiner Seele voranzutreiben, und daß keiner von uns irgend etwas anderes tun darf, als unsere Mitmenschen darin zu unterstützen. Wir müssen ihnen Hoffnung geben und, wenn dies in unserer Macht liegt, ihr Wissen bereichern und ihnen weltliche Gelegenheiten bieten, um diesen Fortschritt zu erzielen. Genauso wie wir uns wünschen, daß uns andere auf dem steilen und schwierigen Gebirgspfad des Lebens behilflich sind, sollten auch wir immer bereit sein, unseren Mitmenschen die Hand zu reichen und die Erfahrung unseres umfassenderen Wissens mit einem Schwächeren oder Jüngeren zu teilen. Dies sollte die Einstellung von den Eltern zum Kind, vom Meister zum Menschen oder vom Kameraden zum Kameraden sein, nämlich, dem anderen Fürsorge, Liebe und Geborgenheit zu schenken, soweit dies nötig und für ihn nützlich ist, und doch niemals auch nur für einen Augenblick in die Evolution der Persönlichkeit einzugreifen, da diese Entwicklung von der Seele bestimmt werden muß.

Viele von uns sind in ihrer Kindheit und ihrer Jugend ihrer Seele sehr viel näher als in späteren Jahren, und wir haben zu dieser Zeit eine klarere Vorstellung von unserer Lebensaufgabe, von dem, was uns erwartet, und dem Charakter, den wir entwickeln sollen. Der Grund dafür besteht darin, daß der Materialismus, die Lebensumstände mit dem Älterwerden und die Menschen, mit denen wir Beziehungen eingehen, uns von der Stimme unseres Höheren Selbst abbringen und uns fest an das Alltägliche mit seinen mangelnden Idealen binden, was in dieser Zivilisation nur allzu offensichtlich ist. Mögen die Eltern, der Meister und der Kamerad immer danach streben, das Wachstum des Höheren Selbst in all jenen zu fördern, auf die einzuwirken sie das wunderbare Privileg und die Gelegenheit haben, aber mögen sie anderen immer die Freiheit lassen, so wie sie hoffen, ihre eigene Freiheit zu behalten.

In gleicher Weise können wir so Fehler in uns selbst entdecken und sie ausmerzen, indem wir die entgegengesetzte Tugend entwickeln, wodurch wir die Ursache des Konflikts zwischen Seele und Persönlichkeit beseitigen, welche die wesentliche Ursache von Krankheit ist. Nur ein solches Verhalten wird Linderung, Gesundheit und Freude bringen, wenn der Patient Vertrauen und Kraft hat, und denjenigen, die nicht so stark sind, wird der Arzt dabei helfen, dasselbe Resultat zu erzielen.

Wir müssen uns aufrichtig darum bemühen, unsere Individualität entsprechend den Geboten unserer eigenen Seele zu entwickeln, keinen Menschen zu fürchten und darauf zu achten, daß sich niemand in unsere Entwicklung einmischt oder uns von der Erfüllung unserer Pflicht oder unserem Dienst am Nächsten abbringt, indem wir uns daran erinnern, daß wir ein immer größerer Segen für unsere Mitmenschen werden, je weiter wir fortschreiten. Wir müssen uns besonders davor hüten, anderen Menschen bedenkenlos zu helfen, wer immer sie auch sind, um sicher zu sein, daß der Wunsch zu helfen ein Gebot des inneren Selbst und kein falsches Pflichtgefühl ist, das uns durch den Vorschlag oder Überredung einer dominanteren Persönlichkeit aufgezwungen wird. Eine solche Tragödie wurzelt in der modernen Konvention und es ist unmöglich, die Tausende von eingeschränkten Leben, die ungezählten verpaßten Gelegenheiten, den auf diese Weise verursachten Kummer und das Leid, die zahllosen Kinder, die vielleicht aus reiner Pflichterfüllung heraus jahrelang einen invaliden Elternteil betreut haben, wenn die einzige Krankheit, an der dieser litt, die Gier nach Aufmerksamkeit war, zu ermessen. Man stelle sich nur die Heerscharen von Männern und Frauen vor, die daran gehindert wurden, etwas Großes und Nützliches für die Menschheit zu tun, weil ihre Persönlichkeit von einem anderen Menschen unterdrückt und eingeschränkt wurde, von dem sich zu befreien sie nicht den Mut hatten. Man denke nur einmal an die Kinder, die um ihre ihnen zugedachte Aufgabe wissen und ihrer Berufung folgen wollen, und doch durch die Schwierigkeiten der Umstände, durch Abraten anderer und Mangel an Zielstrebigkeit einen anderen Weg einschlagen, wo sie weder glücklich sind noch in der Lage, ihre Entwicklung in der Weise voranzutreiben, wie es ihnen ansonsten möglich gewesen wäre. Es ist allein das Gebot unseres Gewissens, das uns sagen kann, ob wir einem oder vielen Menschen verpflichtet sind und wie und wem wir dienen sollten. Aber was auch immer es sein mag, sollten wir diesem Befehl gehorchen, so gut uns dies möglich ist.

Laßt uns schließlich keine Angst haben, uns ins Leben zu stürzen. Wir sind hier, um Erfahrungen und Wissen zu sammeln, und wir werden nur wenig lernen, wenn wir uns den Realitäten nicht stellen und danach streben, unser Bestes zu tun. Diese Erfahrungen können in jedem Bereich gewonnen werden, und die Wahrheiten der Natur und der Menschheit können genauso wirkungsvoll, ja sogar vielleicht noch besser in einem Bauernhaus auf dem Land als inmitten des Lärms und des Getriebes einer Stadt erlangt werden.

## Kapitel 5

Da eine schwach ausgeprägte Individualität (das heißt, das Zulassen von Einmischung in die Persönlichkeit, wobei diese durch solche Eingriffe daran gehindert wird, den Forderungen des Höheren Selbst gerecht zu werden) von so großer Bedeutung bei der Entstehung von Krankheit ist und oftmals bereits sehr früh im Leben beginnt, wollen wir nun die wahre Beziehung zwischen Eltern und Kind, Lehrer und Schüler betrachten.

Im wesentlichen ist die Elternschaft ein Privileg (und in der Tat sollte man es als ein göttliches Privileg ansehen), einer Seele die Möglichkeit zu geben, mit dieser Seele um ihrer Entwicklung willen in Berührung zu kommen. Wenn man es richtig versteht, gibt es wahrscheinlich keine bessere Möglichkeit, die der Menschheit geboten wird, als die, ein Mittler der physischen Geburt einer Seele zu sein, und für die junge Persönlichkeit während der ersten, wenigen Lebensjahre auf Erden zu sorgen. Die gesamte Einstellung der Eltern sollte darauf abzielen, dem kleinen Neuankömmling jede spirituelle, geistige und körperliche Führung nach ihrem besten Vermögen zuteil werden zu lassen, und sich dabei stets daran zu erinnern, daß das kleine Wesen eine individuelle Seele ist, die auf die Erde kam, um auf ihre eigene Art und Weise und entsprechend den Geboten ihres Höheren Selbst ihre eigene Erfahrung und Wissen zu sammeln, und dabei sollte ihr jede mögliche Freiheit für ihre ungehinderte Entwicklung eingeräumt werden.

Die Elternschaft ist ein göttlicher Dienst und sollte genauso oder vielleicht sogar noch mehr als jede andere Pflicht, zu der wir berufen sind, respektiert werden. Da diese Aufgabe ein Opfer ist, muß man sich immer bewußt sein, daß man für das, was man dem Kind gibt, nichts zurückverlangen sollte, denn die Aufgabe besteht vollkommen darin zu geben und dem Kind gütige Liebe, Schutz und Führung zuteil werden zu lassen, bis die Seele die Führung über die junge Persönlichkeit übernimmt.

Unabhängigkeit, Individualität und Freiheit sollten von Anfang an gelehrt werden, und das Kind sollte so früh wie möglich im Leben dazu ermutigt werden, eigenständig zu denken und zu handeln.

Alle Kontrolle von seiten der Eltern sollte Schritt für Schritt aufgegeben werden, sobald das Kind die Fähigkeit entwickelt hat, sein Leben selbst in die Hand zu nehmen, und später sollten die Eltern den Geboten der Seele des Kindes nicht zuwiderhandeln, indem sie es einschränken oder ein falsches Pflichtgefühl entwickeln.

Elternschaft ist eine Aufgabe im Leben, die von einem auf den anderen übergeht, und im wesentlichen handelt es sich dabei um das Geben von Führung und Schutz für eine kurze Zeitspanne, wonach sie ihre Bemühungen beenden und dem Ziel ihrer Aufmerksamkeit wieder die Freiheit geben sollte, alleine voranzuschreiten. Wir sollten uns daran erinnern, daß das Kind, für das wir ein zeitweiliger Führer sind, eine viel ältere und höher entwickelte Seele haben und uns spirituell überlegen sein könnte, so daß wir die Kontrolle und den Schutz auf die Bedürfnisse der jungen Persönlichkeit begrenzen sollten.

Elternschaft ist eine heilige Pflicht, die vorübergehender Natur ist und von einer Generation auf die nächste übergeht. Sie bringt nichts als den Dienst am Nächsten mit sich und verlangt keine Verpflichtung der Kinder als Gegenleistung, da ihnen die Freiheit gegeben werden muß, sich auf ihre eigene Weise zu entwickeln und so gut wie möglich gerüstet zu werden, um schon sehr bald dieselbe Pflicht erfüllen zu können. Daher sollte das Kind nicht eingeschränkt werden, man sollte ihm keine Verpflichtungen auferlegen oder es behindern, denn schließlich wissen wir, daß uns die Elternschaft zuvor von unserem Vater und unserer Mutter übertragen wurde und daß das Kind später vielleicht einmal dieselbe Aufgabe erfüllen muß.

Eltern sollten sich besonders davor hüten, die junge Persönlichkeit nach ihren eigenen Vorstellungen oder Wünschen beeinflussen und formen zu wollen, und sie sollten davon absehen, ungebührliche Kontrolle auszuüben oder als Gegenleistung für ihre natürliche Pflicht und ihr göttliches Privileg, das Hilfsmittel für eine Seele zu sein, um in Kontakt mit der Welt zu kommen, einen Gefallen von seiten des Kindes zu erwarten. Jeder Wunsch nach Kontrolle oder danach, das junge Leben aus persönlichen Motiven zu prägen, ist eine schreckliche Form der Habgier und sollte niemals gebilligt werden, denn wenn sich dieses Verhalten in dem jungen Vater oder in der jungen Mutter festsetzt, wird es später dazu führen, daß sie zu wahrhaften Vampiren werden. Wenn nur der geringste Wunsch zu dominieren vorhanden ist, sollte man dem von Anfang an entgegenwirken. Wir müssen uns weigern, uns von unserer Habgier versklaven zu lassen, die in uns den Wunsch hervorbringt, andere besitzen zu wollen. Wir müssen in uns selbst die Kunst des Gebens fördern und sie entwickeln, bis wir durch unser Opfer jede Spur von schädlichem Handeln beseitigt haben.

Der Lehrer sollte sich immer bewußt sein, daß seine Aufgabe einzig und allein darin besteht, den jungen Menschen als ein Mittler Führung zuteil werden zu lassen und die Gelegenheit zu geben, etwas über die Welt und das Leben zu lernen, so daß jedes Kind das Wissen aufnehmen und, wenn man ihm die Freiheit läßt, instinktiv entscheiden kann, was es braucht, um sein Leben erfolgreich zu meistern. Deshalb sollte auch hier nichts anderes als die gütigste Fürsorge und Führung gewährt werden, um dem Schüler zu ermöglichen, sich das Wissen anzueignen, das er braucht.

Kinder sollten daran denken, daß die Aufgabe der Elternschaft als Symbol der schöpferischen Kraft eine göttliche Mission ist, aber daß sie keine Behinderung der Entwicklung und keine Verpflichtungen erforderlich macht, die das Leben und die Aufgabe, die ihnen von ihrer eigenen Seele zugedacht ist, hemmen. Es ist unmöglich, in unserer gegenwärtigen Zivilisation das unsägliche Leid zu ermessen, die Einengung der freien Entfaltung der Persönlichkeit und die Entwicklung dominanter Charaktere, die durch die mangelnde Erkenntnis dieser Tatsache hervorgebracht werden. In fast jeder Familie bauen sich Eltern und Kinder Gefängnisse, weil sie völlig falsche Motive und eine falsche Vorstellung von der Beziehung zwischen Eltern und Kind haben. Diese Gefängnisse verhindern die Freiheit, engen das Leben ein, beeinträchtigen die natürliche Entwicklung und machen alle Betroffenen unglücklich, und die geistigen, nervösen und sogar körperlichen Beschwerden, die solche Menschen befallen, bilden in der Tat einen großen Teil der Krankheit unserer Zeit.

Es kann nicht klar genug erkannt werden, daß jede inkarnierte Seele allein aus dem Grund hier auf Erden ist, Erfahrung zu sammeln und Verständnis zu erlangen, und die Persönlichkeit in Richtung auf die von der Seele festgelegten Ideale zu vervollkommnen. Egal in welcher Beziehung wir zueinander stehen, ob wir Mann und Frau, Eltern und Kind, Bruder und Schwester oder Herr und Diener sind, versündigen wir uns gegen unseren Schöpfer und unsere Mitmenschen, wenn wir aus egoistischen Motiven heraus die Entwicklung einer anderen Seele behindern. Unsere einzige Pflicht besteht darin, den Geboten unseres eigenen Gewissens zu gehorchen, und dies wird niemals auch nur für einen Augenblick billigen, daß wir eine andere Persönlichkeit beherrschen. Jeder von uns sollte daran denken, daß seine Seele ihm eine bestimmte Aufgabe zugedacht hat, und daß er, wenn er diese Aufgabe nicht erfüllt, zwangsläufig einen Konflikt zwischen seiner Seele und seiner Persönlichkeit hervorruft, der sich zwangsläufig in Form von körperlichen Beschwerden auswirken wird, auch wenn ihm dies vielleicht nicht bewußt ist.

Es ist wahr, daß sich ein Mensch dazu berufen fühlen kann, sein Leben nur einem anderen Menschen zu widmen, aber bevor er dies tut, sollte er absolut sichergehen, daß dies das Gebot seiner Seele ist und nicht die Beeinflussung durch eine dominierende Persönlichkeit, die ihn dazu überredet hat, oder daß er aufgrund eines falschen Pflichtgefühls irregeleitet wird. Wir sollten auch daran denken, daß wir auf die Welt kommen, um unsere Schlachten zu gewinnen, um uns denjenigen, die uns kontrollieren wollen, stärker zu widersetzen, und jenes Stadium zu erreichen, wo wir durchs Leben gehen und dabei unsere Pflicht ruhig und still erfüllen, uns von keinem anderen Menschen mehr ablenken oder beeinflussen lassen und immer durch die Stimme unseres Höheren Selbst geführt werden. Viele Menschen müssen in ihrer Familie ihren größten Kampf austragen, wo sie sich von der schädlichen Beherrschung und Kontrolle eines nahen Verwandten befreien müssen, bevor sie die Freiheit erlangen, ihre Siege in der Welt zu erringen.

Jeder Mensch, ob Erwachsener oder Kind, dessen Aufgabe im Leben teilweise darin besteht, sich von der dominanten Kontrolle eines anderen zu befreien, sollte an folgendes denken: Erstens, daß derjenige, der ihn unterdrücken will, in der gleichen Weise betrachtet werden sollte wie ein Gegner im Sport, als eine Persönlichkeit, mit der wir das Spiel des Lebens spielen, ohne die geringste Spur von Bitterkeit, und daß, wenn es diese Gegner nicht gäbe, wir nicht die Möglichkeit hätten, unseren eigenen Mut und unsere Individualität zu entwickeln. Zweitens, daß die wahren Siege des Lebens durch Liebe und Güte errungen werden, und daß in einem solchen Wettkampf keine Gewalt angewendet werden muß. Daß wir, indem wir selbst ständig wachsen, Mitgefühl, Güte und, wenn möglich, Zuneigung — oder noch besser Liebe — für unseren Gegner aufbringen sollten, so daß wir uns mit der Zeit dahin entwickeln, daß wir ungestört dem Ruf unseres Gewissens folgen können, ohne die geringste Einmischung anderer zuzulassen.

Diejenigen, die andere beherrschen, brauchen viel Hilfe und Führung, damit sie die große universelle Wahrheit der Einheit erkennen und die Freude der Brüderlichkeit verstehen können. Wenn man diese Dinge verfehlt, entgeht einem das wahre Glück des Lebens, und wir müssen diesen Leuten helfen, soweit es in unserer Macht liegt. Schwäche unsererseits, die es ihnen erlaubt, ihren Einfluß auszuweiten, wird ihnen in keinster Weise helfen. Eine freundliche Weigerung, sich von ihnen beherrschen zu lassen, und das Bemühen, ihnen die Erkenntnis der Freude des Gebens zu vermitteln, wird ihnen auf ihrem Weg zu einer höheren Entwicklungsstufe behilflich sein.

Das Erlangen unserer Freiheit, die Entfaltung unserer Individualität und Unabhängigkeit wird in den meisten Fällen viel Mut und Vertrauen erfordern. Aber in den dunkelsten Stunden unseres Lebens und wenn der Erfolg beinahe unmöglich erscheint, sollten wir uns daran erinnern, daß Gottes Kinder niemals Angst haben müssen, daß unsere Seelen uns nur solche Aufgaben stellen, denen wir auch gewachsen sind, und daß mit unserem Mut und Vertrauen in die Göttlichkeit in uns der Sieg all jenen sicher ist, die unaufhörlich danach streben.

Und nun, liebe Brüder und Schwestern, wenn wir erkennen, daß Liebe und Einheit die großartigsten Fundamente unserer Schöpfung sind, daß wir selbst Kinder der göttlichen Liebe sind, und daß der ewige Sieg über alles Falsche und alles Leiden durch Güte und Liebe errungen wird, wenn wir all dies erkennen, wo in diesem schönen Bild sollen wir Praktiken wie die Vivisektion und Tierversuche einordnen? Sind wir noch immer so primitiv, so heidnisch, daß wir immer noch daran glauben, daß wir durch Tieropfer den Folgen unserer eigenen Fehler und Verfehlungen entgehen können? Vor fast 2500 Jahren wies der göttliche Buddha die Welt auf die Falschheit der Opferung niederer Kreaturen hin. Die Menschheit steht bereits in der tiefen Schuld der Tiere, die sie gequält und zerstört hat, und fern von irgendeinem positiven Nutzen, den der Mensch aus solch inhumanen Praktiken ziehen könnte, wird dem Reich der Menschen und der Tiere dadurch nichts als Schaden und Leid zugefügt. Wie weit sind wir im Westen von den wunderbaren Idealen abgekommen, die das alte Indien besaß, als die Liebe für die Lebewesen der Erde so groß war, daß die Menschen nicht nur dazu ausgebildet wurde, die Krankheiten und Verletzungen der Säugetiere, sondern auch der Vögel zu behandeln. Darüber hinaus gab es heilige Stätten für alle Lebensformen und die Menschen waren so sehr dagegen, eine niedere Kreatur zu verletzen, daß jedem Mann, der auf die Jagd ging, die ärztliche Behandlung versagt wurde, wenn er krank war, bis er geschworen hatte, die Jagd aufzugeben.

Wir wollen nicht schlecht über die Menschen sprechen, die die Vivisektion praktizieren, denn einige von ihnen tun diese Arbeit aus wirklich humanitären Prinzipien heraus, in der Hoffnung und in dem Bestreben, eine Linderung für das menschliche Leid zu finden. Ihre Absicht ist zwar gut, aber es fehlt ihnen an Weisheit und Verständnis für den Sinn des

Lebens. Eine gute Absicht allein, wie richtig sie auch sein mag, ist nicht genug. Sie muß mit Weisheit und Wissen verbunden werden.

Die Greueltaten der schwarzen Magie in Verbindung mit Tieropfern wollen wir hier nicht einmal erwähnen, sondern jeden Menschen nur anflehen, sie als zehntausendmal schlimmer als jede Plage zu meiden, denn schwarze Magie ist eine Sünde gegen Gott, gegen Menschen und das Tier.

Von ein oder zwei Ausnahmen abgesehen, gibt es keinen Grund, sich mit dem Versagen der modernen medizinischen Wissenschaft zu beschäftigen. Zerstörung ist sinnlos, wenn wir kein besseres Gebäude errichten. Und da in der Medizin der Grundstein für das neue Gebäude bereits gelegt ist, wollen wir uns darauf konzentrieren, diesem Tempel einen oder zwei weitere Steine hinzuzufügen. Auch eine negative Kritik an dem Berufsstand der Ärzte von heute ist wertlos. Es ist das System, was in der Hauptsache falsch ist, nicht die Menschen. Denn es ist ein System, das dem Arzt aus rein wirtschaftlichen Gründen nicht die Zeit läßt, eine ruhige, friedliche Behandlung durchzuführen oder ihm die Gelegenheit gibt, die notwendige Zeit für Meditation und die gedankliche Beschäftigung mit dem Patienten zu geben, die das Geburtsrecht derjenigen sein sollte, die ihr Leben dem Dienst an den Kranken widmen. Wie Paracelsus sagte, behandelt der weise Arzt fünf und nicht fünfzehn Patienten pro Tag — ein Ideal, das für den durchschnittlichen praktischen Arzt in unserem Zeitalter nicht durchführbar ist.

Wir stehen vor der Morgendämmerung einer neuen und besseren Heilkunst. Vor hundert Jahren war die Homöopathie von Hahnemann der erste Sonnenstrahl am Morgen nach einer langen Nacht der Finsternis, und sie könnte in der Medizin der Zukunft eine große Rolle spielen. Darüber hinaus ist die Aufmerksamkeit, die augenblicklich der Verbesserung der Lebensumstände und der Versorgung mit reinerer und sauberer Nahrung gewidmet wird, ein Fortschritt in Richtung auf die Verhütung von Krankheit. Und die Bewegungen, welche die Menschen auf die Verbindung zwischen spirituellen Fehlern und Krankheit sowie auf die Heilung, die durch eine Vervollkommnung des Geistes erzielt werden kann, aufmerksam machen wollen, weisen den Weg zu dem leuchtenden Sonnenschein, in dessen strahlendem Licht die Dunkelheit der Krankheit verschwinden wird. Erinnern wir uns daran, daß Krankheit unser gemeinsamer Feind ist, und daß jeder von uns, der einen Teil davon besiegt, damit nicht nur sich selbst sondern der ganzen Menschheit hilft. Dafür müssen wir eine bestimmte, aber begrenzte Menge Energie aufwenden, bevor sie völlig besiegt ist. Wir wollen alle auf dieses Ziel hinarbeiten und diejenigen, die weiterentwickelt und stärker sind als andere, sollen nicht nur ihren Teil dazu beitragen, sondern ihre schwächeren Mitmenschen auch materiell unterstützen.

Offensichtlich besteht die erste Möglichkeit, die Verbreitung und Zunahme von Krankheit zu verhindern, darin, daß wir aufhören, die Fehler zu begehen, die ihr noch mehr Macht geben. Die zweite Möglichkeit ist, unsere eigenen Fehler in uns auszumerzen, die zukünftiger Krankheit Tür und Tor öffnen. Wenn wir dies erreichen, ist uns der Sieg gewiß. Denn da wir uns selbst befreit haben, haben wir die Freiheit, anderen zu helfen. Und es ist nicht so schwer, wie es zunächst erscheinen mag. Es wird von uns nur erwartet, unser Bestes zu tun, und wir wissen, daß dies jedem von uns möglich ist, wenn wir nur auf die Gebote unserer Seele hören. Das Leben verlangt von uns keine unvorstellbar großen Opfer. Es bittet uns, unsere Lebensreise mit Freude im Herzen zu machen und ein Segen für unsere Mitmenschen zu sein, so daß wir, wenn wir die Welt nur ein bißchen besser wieder verlassen, unsere Aufgabe erfüllt haben.

Wenn wir es richtig deuten, bitten uns die Lehren der Religionen: »Entsage allem und folge Mir«, was bedeutet, daß wir uns den Geboten unseres Höheren Selbst ganz hingeben sollen, aber nicht, wie manche es sich vorstellen, sein Heim und seine Bequemlichkeit, Liebe und Luxus aufzugeben. Dies wäre sehr weit von der Wahrheit entfernt. Ein Prinz eines Königreichs mit allen Herrlichkeiten des Palastes kann tatsächlich ein Gottgesandter und ein Segen für sein Volk, sein Land, ja sogar für die ganze Welt sein. Wieviel hätten wir womöglich verloren, wenn es der Prinz für seine Pflicht gehalten hätte, in ein Kloster einzutreten. Die Aufgaben in jedem Lebensbereich, von den niedrigsten bis zu den höchsten, müssen erfüllt werden, und die göttliche Führung unseres Schicksals weiß, welche Aufgabe sie uns zu unserem größten Vorteil aufgibt. Von uns allen wird erwartet, daß wir diese Pflicht mit Freude und gut erfüllen. Es gibt Heilige, die in einer Fabrik am Fließband stehen oder als Heizer auf einem Schiff arbeiten sowie unter den Würdenträgern religiöser Orden. Von keinem von uns hier auf Erden wird mehr verlangt als das, was in seiner Kraft steht, und wenn wir danach streben, das Beste in uns zur Entfaltung zu bringen und uns immer von unserem Höheren Selbst leiten zu lassen, wird Gesundheit und Glück für jeden einzelnen erreichbar.

Die westliche Zivilisation hat während des größten Teils der letzten zweitausend Jahre ein Zeitalter des ausgeprägten Materialismus durchlaufen und die Erkenntnis der spirituellen Seite unserer Natur und unseres Lebens ging in der Geisteshaltung zum großen Teil verloren, die weltlichen Besitz, Ehrgeiz, Verlangen und Sinnesfreuden über die wahren Dinge des Lebens stellt. Der wahre Grund für die Existenz des Menschen auf der Erde wurde durch seine Angst überschattet, aus seiner Inkarnation nichts anderes als weltlichen Gewinn zu ziehen. Es war eine Zeitspanne, in der das Leben sehr schwer war, weil wahrer Trost, wahre Ermutigung und Inspiration fehlte, die mit der Erkenntnis der größeren Dinge als der weltlichen hervorgebracht werden. Während der letzten Jahrhunderte haben die Religionen in vielen Menschen den Eindruck erweckt, weltfremde Legenden zu sein, die für ihr Leben keine Bedeutung haben, anstatt die wahre Essenz ihres Lebens zu sein. Die wahre Natur unseres Höheren Selbst, das Wissen um frühere und zukünftige Leben, unabhängig vom gegenwärtigen, hat nur sehr wenig Bedeutung für uns gehabt, anstatt uns bei jeder Handlung zu führen und anzuregen. Statt dessen haben wir die großen Aufgaben vermieden und versucht, uns das Leben so bequem wie möglich zu machen, indem wir das Überirdische aus unserem Geist verbannt haben und uns nur auf irdische Annehmlichkeiten verlassen haben, um uns für unsere schweren Prüfungen zu entschädigen. Daher sind die berufliche Stellung, der soziale Status, Wohlstand und weltliche Besitztümer in diesen Jahrhunderten zum Hauptziel geworden. Und da all diese Dinge vergänglich sind und nur mit viel Angst und Konzentration auf die materiellen Dinge erhalten werden können, sind wahrer innerer Frieden und Glück der vergangenen Generationen unendlich viel geringer gewesen, als es der Menschheit zusteht.

Wahrer Friede der Seele und des Geistes wird uns zuteil, wenn wir spirituelle Fortschritte machen, und er kann nicht durch Anhäufung von Wohlstand allein erreicht werden, egal wie groß dieser ist. Aber die Zeiten ändern sich und es gibt viele Anzeichen dafür, daß diese Zivilisation am Übergang vom Zeitalter des reinen Materialismus zu einer Sehnsucht nach den wahren Gegebenheiten und Wahrheiten des Universums steht. Das weitverbreitete und rasch zunehmende Interesse, das heutzutage an spirituellen Wahrheiten besteht, die wachsende Zahl derjenigen, die Informationen über ihre Existenz vor und nach diesem Leben erhalten wollen, die Entdeckung von Methoden, mit denen man Krankheit mit Hilfe des Glaubens und der Spiritualität besiegen kann, die Erforschung alter Lehren und der Weisheit des Ostens – all dies sind Zeichen dafür, daß die Menschen der heutigen Zeit einen kurzen Blick von der Realität der Dinge erhascht haben. Wenn wir uns daher den Problemen der Heilkunst zuwenden, können wir verstehen, daß auch diese mit dem Wandel der Zeit und der Methoden Schritt halten muß, die sich vom reinen Materialismus ab- und Methoden einer Wissenschaft zuwenden, die auf der Realität der Wahrheit gründet und auf denselben göttlichen Gesetzen basiert, die auch uns beherrschen. Die Heilkunst wird von den rein physischen Behandlungsmethoden am physischen Körper zum spirituellen und geistigen Heilen übergehen, die, indem sie Harmonie zwischen der Seele und dem Geist herstellt, die Ursache für Krankheit beseitigt und dann solche physischen Mittel verwendet, die notwendig sind, um eine vollständige Heilung des Körpers zu erzielen.

Es erscheint durchaus möglich, daß, wenn die medizinischen Berufe diese Tatsachen und Fortschritte im spirituellen Wachstum der Menschen nicht erkennen, die Heilkunst in die Hände der religiösen Orden oder geborener Heiler fällt, die es in jeder Generation gibt, und die nur mehr oder weniger unbeachtet lebten, und durch die Einstellung der orthodoxen Mediziner daran gehindert wurden, ihrer natürlichen Berufung zu folgen. Der Arzt der Zukunft wird zwei große Ziele haben. Das erste wird sein, dem Patienten zu helfen, sich selbst zu erkennen, und ihm seine grundlegenden Fehler, seine Charakterschwächen und Unzulänglichkeiten zu zeigen, die ausgemerzt und durch die entsprechenden Tugenden ersetzt werden müssen. Ein solcher Arzt muß die Gesetze, welche die Menschheit und die menschliche Natur beherrschen, gründlich studiert haben, so daß er bei allen, die ihn konsultieren, die Elemente erkennen kann, die einen Konflikt zuwischen der Seele und der Persönlichkeit hervorrufen. Er muß in der Lage sein, dem Leidenden zu raten, wie die erforderliche Harmonie am besten hergestellt werden kann, welche Verstöße gegen die Einheit er nicht mehr begehen darf und welche Tugenden er entwickeln muß, um seine Fehler zu beseitigen. Jeder Fall wird ein gründliches Studium erforderlich machen und es werden nur diejenigen sein, die einen Großteil ihres Lebens der Erforschung der Menschheit gewidmet haben und deren Herzenswunsch es ist zu helfen, die in der Lage sein werden, diese ruhmvolle und göttliche Aufgabe für die Menschheit erfolgreich zu bewerkstelligen, dem Leidenden die Augen zu öffnen und ihm den Sinn seines Lebens zu offenbaren, und ihm Hoffnung, Trost und Vertrauen zu geben, das ihm ermöglicht, seine Krankheit zu besiegen.

Die zweite Pflicht des Arztes besteht darin, solche Heilmittel zu verschreiben, die dem physischen Körper dazu verhelfen, wieder Kraft zu bekommen und den Geist darin unterstützen, ruhig zu werden, den Horizont des Patienten zu erweitern und ihn dazu zu bringen, nach Vollkommenheit zu streben, wodurch in der ganzen Persönlichkeit Frieden und Harmonie hergestellt wird. Solche Heilmittel kommen in der Natur vor, wo sie durch die Gnade des göttlichen Schöpfers für die Heilung und den Trost der Menschheit wachsen. Einige dieser Heilmittel sind bekannt und im Augenblick werden von Ärzten in verschiedenen Teilen der Welt andere gesucht, besonders in Indien, und es besteht kein Zweifel daran, wenn diese Forschungen weiterentwickelt worden sind, daß wir viel von dem Wissen zurückgewinnen, das vor mehr als zweitausend Jahren bekannt war. Und der Heiler der Zukunft wird die wunderbaren Naturheilmittel zur Verfügung haben, die dem Menschen von Gott gegeben wurden, um ihn von seiner Krankheit zu erlösen.

Damit wird die Beseitigung von Krankheit davon abhängen, daß die Menschheit die Wahrheit der unveränderlichen Gesetze unseres Universums erkennt und sich mit Demut und Gehorsam in diese Gesetze fügt, wodurch der Mensch Frieden zwischen seiner Seele und sich selbst herstellt und wahre Lebensfreude und Glück erlangt. Die Aufgabe des Arztes wird darin bestehen, jeden Leidenden darin zu unterstützen, das Wissen dieser Wahrheit zu erlangen und ihn auf die Mittel hinzuweisen, mit denen er Harmonie herstellen kann, ihm das Vertrauen in seine Göttlichkeit zu geben, die alles überwinden kann, und solche physischen Heilmittel zu verordnen, die dazu beitragen werden, die Persönlichkeit zu harmonisieren und den Körper zu heilen.

## Kapitel 7

Und nun kommen wir zu dem wichtigsten Problem überhaupt: Wie können wir uns selbst helfen? Wie können wir unseren Geist und unseren Körper in einem Zustand der Harmonie halten, welcher es der Krankheit erschweren oder unmöglich machen wird, uns anzugreifen, denn es ist sicher, daß die konfliktfreie Persönlichkeit immun gegen Krankheit ist.

Als erstes wollen wir uns mit dem Geist beschäftigen. Wir haben bereits ausführlich die Notwendigkeit besprochen, diejenigen Fehler in uns selbst zu suchen, die verursachen, daß wir uns gegen die Einheit wenden und aus der Harmonie mit den Geboten unserer Seele geraten, sowie die Notwendigkeit, diese Fehler auszumerzen, indem wir die entgegengesetzten Tugenden entwickeln. Dies kann anhand der bereits dargelegten Richtlinien geschehen, und eine aufrichtige Selbstprüfung wird uns die Natur unserer Irrtümer enthüllen. Unsere spirituellen Führer, wahrhaftige Ärzte und enge Freunde sollten in der Lage sein, uns zu helfen, ein genaues Bild von uns selbst zu erlangen, aber die vollkommene Methode, dies zu lernen, besteht in geistigem Frieden und Meditation und darin, daß wir uns in eine solche Atmosphäre des Friedens versetzen, daß unsere Seele in der Lage ist, durch unser Gewissen und unsere Intuition zu uns zu sprechen und uns gemäß ihren Wünschen zu führen. Wenn wir uns nur jeden Tag ein wenig Zeit nehmen, in der wir alleine und an einem Ort sind, der so ruhig wie möglich ist, wo wir ungestört sind und nur ruhig sitzen oder liegen, entweder an gar nichts oder ruhig an unser Lebenswerk denken, werden wir nach einer Weile feststellen, daß uns in solchen Augenblicken große Hilfe beispielsweise in Form von Erkenntnisblitzen und Führung zuteil wird. Wir erkennen, daß die Fragen auf die schwierigen Lebensprobleme unmißverständlich beantwortet werden, und wir werden in die Lage versetzt, vertrauensvoll den richtigen Weg zu wählen. In diesen Zeiten sollten wir den aufrichtigen Wunsch in unserem Herzen tragen, der Menschheit zu dienen und gemäß den Geboten unserer Seele zu wirken.

Wir sollten uns daran erinnern, daß, wenn der Fehler erst einmal gefunden ist, das Heilmittel nicht darin besteht, gegen ihn anzukämpfen, sowie auch nicht in dem Einsatz von Willenskraft und Energie, um das Falsche zu unterdrücken, sondern vielmehr in einer beständigen Entwicklung der entgegengesetzten Tugend. Auf diese Weise werden automatisch alle Spuren des Angreifers aus unserem Wesen entfernt. Dies ist die wahre und natürliche Methode des Fortschritts und des Sieges über das Falsche, die weitaus einfacher und wirkungsvoller ist, als einen besonderen Fehler zu bekämpfen. Gegen einen Fehler zu kämpfen, verstärkt seine Macht, konzentriert unsere Aufmerksamkeit auf seine Gegenwart und verursacht auf diese Weise tatsächlich einen Kampf, und der größte Erfolg, den wir in diesem Fall erwarten können, ist ein Sieg durch Unterdrückung, was völlig unbefriedigend ist, da der Feind immer noch in unserer Nähe ist und in einem schwachen Moment wieder auftaucht. Den wahren Sieg erringen wir dann, wenn wir den Fehler vergessen und bewußt danach streben, die Tugend zu entwickeln, die unser früheres falsches Verhalten unmöglich macht.

Wenn wir beispielsweise einen grausamen Wesenszug haben, können wir uns beständig sagen: »Ich will nicht grausam sein«, und uns auf diese Weise daran hindern, in diese Richtung abzuirren. Aber der Erfolg dieser Methode hängt von der Kraft des Geistes ab und, falls dieser einmal schwach wird, könnten wir für einen Augenblick unseren guten Vorsatz vergessen. Aber wenn wir andererseits wirkliches Mitgefühl für unsere Mitmenschen entwickeln, wird diese Eigenschaft ein für allemal Grausamkeit unmöglich machen, denn wir würden jede grausame Handlung aufgrund unserer Nächstenliebe mit Schrecken meiden. Dies hat nichts mit Unterdrückung zu tun und kein verborgener Feind kann in Momenten, wo wir nicht auf der Hut sind, auftauchen, weil unser Mitgefühl jede Handlung, die einen anderen verletzen könnte, unmöglich macht und aus unserem Wesen ausgemerzt hat.

Wie wir bereits an früherer Stelle gesehen haben, wird die Art unserer körperlichen Krankheiten uns in materieller Weise dazu verhelfen, die geistige Disharmonie auszumachen, welche die grundlegende Krankheitsursache darstellt. Und ein weiterer wichtiger Faktor für den Erfolg ist, daß wir Lebenslust brauchen und unsere Existenz nicht nur als eine Pflicht betrachten, die wir mit möglichst viel Geduld tragen müssen, sondern vielmehr wirkliche Freude am Abenteuer unserer Reise durch diese Welt entwickeln.

Vielleicht ist die Entstehung von Langeweile und der Verlust wahren inneren Glücks eine der größten Tragödien des Materialismus. Er lehrt die Menschen, Zufriedenheit und Ausgleich für ihre Schwierigkeiten in irdischen Freuden und Vergnügungen zu suchen, und diese können niemals etwas anderes bringen als das vorübergehende Vergessen unserer Schwierigkeiten. Wenn wir erst einmal damit beginnen, unsere schweren Prüfungen durch den bezahlten Spaßvogel kompensieren zu wollen, setzen wir einen Teufelskreis in Gang. Amüsement, Unterhaltung und Oberflächlichkeit sind für uns alle gut, aber nicht, wenn wir ständig auf sie angewiesen sind, um unsere Probleme zu erleichtern. Weltliche Vergnügungen jeder Art müssen in ihrer Intensität ständig verstärkt werden, damit sie ihre Wirkung behalten, und was uns gestern noch begeistert hat, wird morgen zur Langeweile. So suchen wir nach ständig neuen und größeren Aufregungen, bis wir befriedigt sind, und doch können uns diese keine Erleichterung mehr verschaffen. Auf die eine oder andere Weise macht das Vertrauen auf weltliche Unterhaltung aus jedem von uns einen Faust, und obwohl wir dies in unserem bewußten Selbst vielleicht noch nicht in vollem Umfang erkennen, wird das Leben für uns nur wenig mehr als eine zu erduldende Pflicht und wir verlieren die wahre Lust und Freude am Leben, die das Erbe jeden Kindes sein und bis an unser Lebensende bestehen sollten. Heute haben wir mit den wissenschaftlichen Bemühungen, Verjüngung, Verlängerung des natürlichen Lebens und Steigerung des sinnlichen Vergnügens mittels teuflischer Praktiken zu erzielen, ein extremes Stadium erreicht.

Der Zustand der Langeweile ist verantwortlich dafür, daß wir in uns selbst vielmehr Krankheit zulassen, als dies allgemein erkannt wird. Und da heutzutage die Tendenz herrscht, daß dies bereits sehr früh in unserem Leben geschieht, entstehen auch die damit verbundenen Krankheiten in einem jüngeren Alter. Ein solcher Zustand kann nicht eintreten, wenn wir die Wahrheit unserer Göttlichkeit, unsere Aufgabe in der Welt anerkennen, und dadurch die Freude besitzen, Erfahrung zu sammeln und anderen Menschen zu helfen. Das Gegenmittel gegen Langeweile ist ein aktives und lebendiges Interesse an unserer Umwelt, das Leben während des ganzen Tages zu erforschen, von unseren Mitmenschen und den Ereignissen im Leben zu lernen und die Wahrheit zu erkennen, die hinter allen Dingen steht, uns in der Kunst, Wissen und Erfahrung anzusammeln, zu verlieren, und nach Gelegenheiten Ausschau zu halten, wenn wir diese zum Nutzen eines Mitreisenden anwenden können. Damit geht jeder Augenblick unserer Arbeit und unserer Freizeit mit dem Bedürfnis zu lernen einher, dem Wunsch, wirkliche Dinge, echte Abenteuer und sinnvolle Taten zu erfahren, und indem wir diese Fähigkeit entwickeln, werden wir feststellen, daß wir die Macht wiedererlangen, Freude aus den kleinsten Vorfällen zu beziehen, sowie Ereignisse, die wir früher als alltäglich und langweilig betrachtet haben, werden zu einer Gelegenheit zu forschen und zu einem Abenteuer. Die wahre Freude finden wir in den einfachen Dingen des Lebens — den einfachen Dingen, weil sie der großen Wahrheit näher sind.

Resignation, durch die wir nur zu einem unaufmerksamen Passagier auf der Lebensreise werden, öffnet unzähligen schädlichen Einflüssen die Tür, die niemals Gelegenheit gehabt hätten, eingelassen zu werden, solange unser tägliches Leben von dem Geist und der Freude des Abenteuers getragen wird. In welcher Situation auch immer wir uns befinden, ob wir ein Arbeiter in einer von Menschen wimmelnden Großstadt sind oder ein einsamer Schafhirte in den Bergen, wollen wir danach streben, die Eintönigkeit in Interesse zu verwandeln, stumpfsinnige Pflicht in eine erfreuliche Gelegenheit, Erfahrung zu sammeln, und den Alltag in ein intensives Studium der Menschheit und der großen, fundamentalen Gesetze des Universums. An jedem Ort gibt es ausreichend Gelegenheit, die Gesetze der Schöpfung zu beobachten, entweder in den Bergen oder Tälern oder unter unseren Mitmenschen. Als erstes wollen wir das Leben zu einem Abenteuer machen, das unser Interesse fesselt, wo Langeweile nicht länger möglich ist, und aus dem auf diese Weise erlangten Wissen heraus wollen wir versuchen, unseren Geist mit unserer Seele und der großen Einheit der Schöpfung Gottes in Einklang zu bringen.

Eine weitere grundlegende Hilfe für uns besteht darin, jegliche Angst abzulegen. Angst hat in Wahrheit keinen Platz im natürlichen Reich der Menschheit, da die Göttlichkeit in uns, die wir selbst sind, unbesiegbar und unsterblich ist, und wir als Kinder Gottes vor nichts Angst zu haben brauchen — wenn wir dies nur erkennen könnten. In den

118

Zeitaltern des Materialismus nimmt die Angst natürlich in demselben Maße zu, wie die Bedeutung wächst, die wir irdischen Besitztümern beimessen (seien es körperliche Besitztümer oder äußere Reichtümer), denn wenn diese Dinge unsere Welt sind, rufen sie in uns die größte Angst hervor, daß wir eine Gelegenheit verpassen könnten, sie uns anzueignen, da sie so vergänglich, so schwierig zu erlangen und so unmöglich für länger als nur einen kurzen Augenblick zu behalten sind. Notwendigerweise müssen wir bewußt oder unbewußt in einem ständigen Zustand der Angst leben, weil wir in unserem inneren Selbst wissen, daß diese Besitztümer uns in jedem Moment wieder genommen werden können und wir sie höchstens für die kurze Dauer unseres Lebens behalten können.

In der heutigen Zeit hat sich die Angst vor Krankheit so stark entwickelt, daß sie zu einer großen Macht geworden ist, Schaden anzurichten, weil sie den Dingen die Tür öffnet, die wir fürchten und ihnen den Zutritt erleichtert. Diese Furcht ist in Wahrheit das Interesse an uns selbst, denn wenn wir ernsthaft um das Wohlergehen anderer besorgt sind, haben wir keine Zeit, uns vor unseren persönlichen Krankheiten zu fürchten. Zur Zeit spielt Angst eine große Rolle dabei, Krankheit zu verstärken, und die moderne Wissenschaft hat ihre Schreckensherrschaft dadurch vergrößert, daß sie ihre Entdeckungen, die bis jetzt doch nichts anderes sind als Halbwahrheiten, der breiten Öffentlichkeit zugänglich macht. Das Wissen um die Bakterien und die verschiedenen Krankheitserreger hat im Geist von Abertausenden von Menschen verheerende Wirkungen hinterlassen, und durch die Furcht, die dieses Wissen in ihnen geweckt hat, sie wiederum anfälliger für Krankheiten gemacht. Obwohl niedrige Lebensformen wie Bakterien im Zusammenhang mit körperlicher Krankheit eine Rolle spielen oder mit ihr verbunden sein können, stellen sie keineswegs die ganze Wahrheit des Problems dar, wie wissenschaftlich oder durch alltägliche Ereignisse gezeigt werden kann. Es gibt einen Faktor, den die Wissenschaft auf einer rein physischen Basis nicht erklären kann, und dies ist der Grund, warum einige Menschen von Krankheit heimgesucht werden, während andere verschont bleiben, obwohl beide derselben Möglichkeit der Infektion ausgesetzt sind. Der Materialismus vergißt, daß es einen Faktor über der physischen Ebene gibt, der im normalen Lauf des Lebens jeden einzelnen Menschen in Hinsicht auf Krankheit schützt oder ihn anfällig macht, um welche Krankheit auch immer es sich dabei handelt. Durch ihre bedrückende Wirkung auf unsere Mentalität, wodurch wiederum Disharmonie in unseren physischen und magnetischen Körpern verursacht wird, ebnet die Furcht dem Eindringen von Krankheitskeimen den Weg, und wenn Bakterien und andere physische Mittel die sichere und alleinige Ursache von Krankheit wären, dann gäbe es in der Tat nur wenig Grund, keine Angst zu haben. Aber wenn wir erkennen, daß sogar während der schlimmsten Epidemien nur ein Teil jener, die der Infektionsgefahr ausgesetzt sind, von der Krankheit heimgesucht werden, und daß, wie wir bereits gesehen haben, die wahre Krankheitsursache in unserer eigenen Persönlichkeit liegt und wir sie unter Kontrolle haben, dann haben wir allen Grund, ohne Furcht und Angst zu leben, in dem Wissen, daß das Heilmittel in uns selbst liegt. Wir können jede Angst vor physischen Mitteln als alleinige Ursache für Krankheit aus unserem Denken verbannen, da wir wissen, daß uns diese Angst nur anfällig für Krankheit macht, und daß, wenn wir uns bemühen, Harmonie in unserer Persönlichkeit herzustellen, wir Krankheit nicht mehr fürchten müssen, als von einem Blitz oder einem Bruchstück eines herabstürzenden Meteors getroffen zu werden.

Nun wollen wir uns dem physischen Körper zuwenden. Wir dürfen niemals vergessen, daß er nur die irdische Wohnstätte der Seele ist, in der wir uns nur für eine kurze Zeit aufhalten, um mit der Welt in Berührung zu kommen zu dem Zweck, Wissen und Erfahrung zu sammeln. Ohne uns allzusehr mit unserem Körper zu identifizieren, sollten wir ihn mit Respekt und Sorgfalt behandeln, so daß er gesund ist und wir ihn um so länger behalten, um unsere Aufgabe zu erfüllen. Niemals sollten wir auch nur für einen Augenblick lang ganz von ihm in Anspruch genommen oder überängstlich werden, sondern wir sollten lernen, uns seiner Existenz so wenig bewußt wie möglich zu sein und ihn nur als ein Vehikel unserer Seele und unseres Geistes und als Diener zu benutzen, der unseren Willen ausführt. Äußere und innere Reinlichkeit sind von großer Bedeutung. Was das erstere anbelangt, benutzen wir im Westen zu heißes Wasser. Dies öffnet die Poren und ermöglicht das Eindringen von Schmutz. Darüber hinaus macht der übertriebene Gebrauch von Seife die Hautoberfläche klebrig. Kühles oder lauwarmes Wasser, entweder in Form einer Dusche oder als mehr als einmal gewechseltes Badewasser, entspricht der natürlichen Reinigungsmethode mehr und hält auch den Körper gesünder. Man sollte außerdem nur soviel Seife benutzen, wie notwendig ist, um offensichtlichen Schmutz zu entfernen, und die Seife sollte nach dem Waschen mit frischem Wasser abgewaschen werden.

Innere Reinlichkeit hängt von der Ernährung ab und wir sollten die Nahrungsmittel auswählen, die rein, gesund und so frisch wie möglich sind, hauptsächlich Früchte, Gemüse und Nüsse. Tierisches Fleisch sollte auf jeden Fall vermieden werden. Erstens, weil sich durch den Genuß von Fleisch physische Gifte im Körper bilden. Zweitens, weil es einen unnormalen und übermäßigen Appetit anregt, und drittens, weil es erfordert, daß wir grausam gegen das Tierreich sind. Um den Körper zu reinigen, sollten wir viel Flüssigkeit zu uns nehmen, wie Wasser und natürliche Weine und Naturprodukte, wobei wir die künstlich destillierten Getränke vermeiden sollten.

Wir sollten auch nicht übermäßig viel schlafen, da viele von uns mehr Kontrolle über sich selbst haben, während sie wach sind, als wenn sie schlafen. Das alte Sprichwort ›Wenn man sich noch einmal umdrehen möchte, ist es Zeit aufzustehen‹, ist eine ausgezeichnete Richtlinie, wann man aufstehen sollte.

Die Kleidung sollte vom Gewicht her so leicht sein, wie es der Wärme angemessen ist. Sie sollte ermöglichen, daß Luft an den Körper kommt, und Sonnenlicht und frische Luft sollten zu jeder Gelegenheit mit der Haut in Berührung kommen können. Wasser- und Sonnenbäder sind der Gesundheit und Vitalität besonders zuträglich.

Bei allem, was wir tun, sollten wir unseren Frohsinn unterstützen, und wir sollten uns weigern, uns von Zweifel und Depression niederdrücken zu lassen. Statt dessen sollten wir uns daran erinnern, daß diese ihren Ursprung nicht in uns selbst haben, denn unsere Seele kennt nur Freude und Glück.

## Kapitel 8

Wir sehen also, daß unser Sieg über Krankheit hauptsächlich von folgendem abhängt: Erstens, der Erkenntnis der Göttlichkeit in unseren Wesen und unserer konsequenten Bemühung, alles Falsche zu überwinden. Zweitens, dem Wissen, daß die grundlegende Ursache von Krankheit in der Disharmonie zwischen der Persönlichkeit und der Seele liegt. Drittens, unserer Bereitschaft und Fähigkeit, den Fehler zu entdecken, der einen solchen Konflikt verursacht. Und viertens, der Beseitigung eines jeden derartigen Fehlers, indem wir die entgegengesetzte Tugend entwickeln.

Die Aufgabe der Heilkunst wird darin bestehen, uns zu dem notwendigen Wissen und den Mitteln zu verhelfen, durch die wir unsere Krankheiten überwinden können, und zusätzlich solche Heilmittel zu verschreiben, die unseren geistigen und physischen Körper stärken und uns eine bessere Gelegenheit geben, sie zu besiegen. Dann werden wir tatsächlich in der Lage sein, Krankheit mit einer wirklichen Hoffnung auf Erfolg an ihrer Wurzel zu bekämpfen. Die medizinische Schule der Zukunft wird sich nicht besonders für die letztendlichen Auswirkungen und Ergebnisse von Krankheit interessieren, noch wird sie den aktuellen körperlichen Erkrankungen allzu große Aufmerksamkeit schenken oder Medikamente und chemische Präparate verschreiben, nur um der Linderung unserer Symptome willen. Sondern vielmehr wird sie ihre Bemühungen darauf konzentrieren, Harmonie zwischen Körper, Geist und Seele herzustellen, da sie um die wahre Ursache von Krankheit weiß und sich bewußt ist, daß die offensichtlichen körperlichen Auswirkungen nur sekundär sind, was zur Linderung und Heilung der Krankheit führt. Und in solchen Fällen, wo die Korrektur des Geistes früh genug herbeigeführt wird, wird die drohende Krankheit nicht zum Ausbruch kommen.

Unter den verschiedenen Arten von Heilmitteln, die verwendet werden, werden diejenigen enthalten sein, die aus den schönsten Pflanzen und Kräutern gewonnen werden, die in der Apotheke der Natur zu finden sind, und zwar solche, die von der göttlichen Schöpfung mit heilenden Kräften für den Geist und den Körper des Menschen versehen worden sind.

Wir unsererseits müssen Frieden, Harmonie, Individualität und Zielstrebigkeit üben und zunehmend das Wissen entwickeln, daß wir unserem Wesen nach göttlichen Ursprungs sind, Kinder des Schöpfers, und daher die Kraft in uns wohnt, Vollkommenheit zu erreichen − wenn wir sie nur entwickeln, was wir schließlich mit Sicherheit tun müssen. Und diese Wirklichkeit muß in uns wachsen, bis sie zum herausragendsten Merkmal unserer Existenz wird. Wir müssen beharrlich Frieden üben, indem wir uns unseren Geist als einen See vorstellen, der immer ruhig bleiben muß, ohne Wellen, ja nicht einmal seine Oberfläche sollte vom Wind gekräuselt werden, um seine Stille zu stören. Allmählich sollten wir diesen Zustand des Friedens entwickeln, bis kein Ereignis des Lebens, kein Umstand, keine andere Persönlichkeit mehr in der Lage ist, unter irgendwelchen Umständen die Oberfläche dieses Sees aufzuwühlen oder in uns Gefühle der Reizbarkeit, Depression oder des Zweifels zu wecken. In physischer Hinsicht wird es uns helfen, wenn wir uns jeden Tag etwas Zeit nehmen, um in Ruhe über die Schönheit des Friedens und den Nutzen der Ruhe nachzudenken, und zu erkennen, daß wir weder durch Sorge noch durch Eile am meisten erreichen, sondern durch ruhiges Denken und Handeln in allem, was wir in Angriff nehmen, erfolgreicher werden. Unser Verhalten in diesem Leben in Übereinstimmung mit den Wünschen unserer eigenen Seele in Harmonie zu bringen und einen solchen Zustand des Friedens aufrechtzuerhalten, daß uns die Prüfungen und störenden Einflüsse der Welt unberührt lassen, ist in der Tat eine große Leistung und bringt uns den Frieden, der mit Verständnis einhergeht. Und obwohl dies zunächst unsere Träume zu übersteigen scheint, liegt es in Wirklichkeit in der Reichweite eines jeden von uns, wenn wir Geduld haben.

Es wird nicht von uns allen verlangt, daß wir Heilige oder Märtyrer oder berühmte Persönlichkeiten sind. Den meisten von uns sind weniger auffällige Pflichten zugedacht. Aber von uns allen wird erwartet, daß wir die Freude und das Abenteuer des Lebens begreifen und die besondere Aufgabe mit Freude erfüllen, die unsere Göttlichkeit für uns bestimmt hat.

Für diejenigen, die krank sind, ist geistiger Frieden und Harmonie mit der Seele die größte Hilfe zur Genesung. Die Medizin und Krankenpflege der Zukunft wird der Entwicklung dieses inneren Zustands des Patienten viel mehr Aufmerksamkeit schenken als heutzutage, wo wir, unfähig den Fortschritt eines Krankheitsfalles mit anderen als materialistischen wissenschaftlichen Mitteln zu beurteilen, mehr an häufiges Temperaturmessen und andere zahlreiche Maßnahmen denken, die die Ruhe und Entspannung von Körper und Geist, die so wesentlich für die Genesung sind, eher stören als unterstützen. Es besteht kein Zweifel daran, daß zumindest bei Beginn unbedeutender Erkrankungen die Krankheit überwunden werden könnte, wenn wir nur ein paar Stunden vollständiger Entspannung erhalten und in Harmonie mit unserem Höheren Selbst gelangen könnten. In solchen Augenblicken müssen wir in uns nur einen Bruchteil dieser Ruhe herstellen, wie durch Christus symbolisiert wurde, als er während des Sturms auf dem See Genezareth befahl: »Friede, sei still.«

Unsere Lebenseinstellung hängt von der Nähe der Persönlichkeit zur Seele ab. Je enger die Verbindung, desto größer ist die Harmonie und der Friede, und je klarer wird das Licht der Wahrheit und das strahlende Glück, das den höheren Ebenen entstammt, leuchten. Diese werden dazu beitragen, daß uns die Schwierigkeiten und Schrecken der Welt nichts anhaben können, da sie ihren Ursprung in der ewigen Wahrheit Gottes haben. Das Wissen um die Wahrheit gibt uns auch die Gewißheit, daß, wie tragisch auch immer einige Ereignisse der Welt erscheinen mögen, sie nur ein vorübergehendes Stadium in der Evolution des Menschen darstellen, und daß sogar Krankheit an sich wohltätig ist und bestimmten Gesetzmäßigkeiten folgt, die dazu gedacht sind, letztendlich Gutes hervorzubringen und den beständigen Druck auszuüben, nach Vollkommenheit zu streben. Diejenigen, die dieses Wissen besitzen, können durch die Ereignisse, die für andere eine so große Last sind, nicht berührt, deprimiert oder erschreckt werden. Alle Unsicherheit, Angst und Verzweiflung verschwinden für immer. Wenn wir nur in ständiger Verbindung mit unserer eigenen Seele, unserem himmlischen Vater bleiben können, dann ist die Welt in der Tat ein Ort der Freude und kein schädlicher Einfluß kann auf uns ausgeübt werden.

Es ist uns nicht gestattet, die Großartigkeit unserer eigenen Göttlichkeit oder die Macht unseres Schicksals und die glorreiche Zukunft, die vor uns liegt, zu erkennen. Denn wenn dies der Fall wäre, wäre das Leben keine Prüfung und würde keine Bemühung erforderlich machen und es wäre keine Bewährungsprobe. Unsere Stärke liegt darin, zum größten Teil in Unkenntnis jener großartigen Dinge zu leben, und doch das Vertrauen und den Mut zu haben, ein gutes Leben zu führen und die Schwierigkeiten dieser Erde zu meistern. Durch die Verbindung zu unserem Höheren Selbst können wir jedoch die Harmonie aufrechterhalten, die uns ermöglicht, alle weltlichen Widerstände zu überwinden und auf dem rechten Weg zu bleiben, der zur Erfüllung unseres Schicksals führt, unbeirrt durch die Einflüsse, die uns in die Irre führen wollen.

Als nächstes müssen wir unsere Individualität entwickeln und uns von allen weltlichen Einflüssen befreien, so daß wir unser eigener Meister werden, indem wir nur den Geboten unserer eigenen Seele folgen, und unberührt durch die Umstände oder andere Menschen unser Schiff durch die rauhe See des Lebens steuern, ohne jemals das Ruder der Rechtschaffenheit zu verlassen oder zu irgendeinem Zeitpunkt das Steuer unseres Schiffes den Händen eines anderen zu überlassen. Wir müssen absolut und vollständig unsere Freiheit erlangen, so daß alles, was wir tun, jede unserer Handlungen – ja sogar jeder unserer Gedanken – seinen Ursprung in uns selbst hat, was uns ermöglicht, allein aus unserem eigenen Antrieb heraus zu leben und freiwillig zu geben.

Unsere größte Schwierigkeit in dieser Richtung liegt womöglich bei den Menschen, die uns in dieser Zeit am nächsten sind, wo die Angst vor der Konvention und falsche Pflichtauffassung so schrecklich ausgeprägt sind. Aber wir müssen unseren Mut stärken, der bei so vielen von uns ausreicht, um sich den scheinbar großen Problemen des Lebens zu stellen, jedoch bei den mehr persönlichen Prüfungen versagt. Wir müssen in der Lage sein, in unpersönlicher Weise zu bestimmen, was richtig und falsch ist, und auch in der Gegenwart von Freunden oder Verwandten furchtlos zu handeln. Wie viele von uns sind Helden in der äußeren Welt, aber Feiglinge zu Hause! Obwohl die Mittel, die verwendet werden, um uns an der Erfüllung unseres Schicksals zu hindern, in der Tat sehr subtil sein mögen, wie die Vorspiegelung von Liebe und Zuneigung oder falsches Pflichtgefühl, Methoden, uns zu versklaven und zu Gefangenen der Wünsche und Bedürfnisse anderer zu machen, so müssen wir uns doch rücksichtslos über sie hinwegsetzen. Was unsere Pflicht anbelangt, müssen wir nur der Stimme unserer eigenen Seele und nur ihr allein folgen, wenn wir uns nicht durch unsere Mitmenschen behindern lassen wollen. Wir müssen unsere Individualität bis zum äußersten entwickeln und lernen, durchs Leben zu gehen, ohne uns auf irgend jemanden anderen als auf unsere Seele zu verlassen, wenn es um Führung und Hilfe geht, uns unsere Freiheit zu nehmen, um uns jedes erdenkliche Wissen und jede nur mögliche Erfahrung anzueignen.

Gleichzeitig müssen wir darauf achten, daß wir jedem anderen Menschen seine Freiheit gewähren, nichts von anderen erwarten, sondern im Gegenteil jederzeit bereit sein, anderen eine hilfreiche Hand zu reichen, um sie in Zeiten der Not und Schwierigkeiten aufzurichten. Somit wird jede Persönlichkeit, der wir in diesem Leben begegnen, sei dies unsere Mutter, unser Ehemann, Kind, ein Fremder oder Freund, zu einem Mitreisenden, und jeder von ihnen kann in Hinsicht auf die spirituelle Entwicklung auf einer höheren oder niedrigeren Stufe stehen als wir.

Aber wir alle sind Mitglieder einer Gemeinschaft der Menschen und Teil einer noch größeren Gemeinschaft, welche dieselbe Reise mit demselben glorreichen Ziel in Aussicht macht.

Wir müssen in unserer Bestimmtheit zu gewinnen beharrlich sein, den festen Willen haben, den Berggipfel zu erklimmen. Wir wollen es keinen Augenblick lang bedauern, wenn wir einmal einen Fehltritt machen. Kein großer Aufstieg wurde jemals ohne Fehler und Stürze gemacht, und sie müssen als Erfahrungen betrachtet werden, die uns dazu verhelfen, in der Zukunft weniger zu stolpern. Niemals dürfen uns Gedanken an vergangene Irrtümer deprimieren. Sie sind vergangen und vorbei und das Wissen, das wir auf diese Weise erlangt haben, wird dazu beitragen, eine Wiederholung dieser Fehler zu vermeiden. Beständig müssen wir vorwärts und aufwärts streben, niemals etwas bedauern oder zurückblicken, denn die Vergangenheit selbst einer einzigen Stunde zuvor liegt bereits hinter uns und die glorreiche Zukunft mit ihrem strahlenden Licht ist immer vor uns. Wir müssen jegliche Angst ablegen. Sie sollte im menschlichen Geist niemals bestehen und ist nur möglich, wenn wir unsere Göttlichkeit aus den Augen verlieren. Sie ist uns fremd, weil wir als Söhne des Schöpfers, als Funken des göttlichen Lebens, unbesiegbar, unzerstörbar und unüberwindbar sind. Krankheit ist scheinbar grausam, weil sie die Strafe für falsches Denken und Handeln ist, was Grausamkeit gegenüber anderen zur Folge haben muß. Daher die Notwendigkeit, Liebe und Brüderlichkeit in unserem Wesen bis zum äußersten zu entwickeln, da dies Grausamkeit in der Zukunft unmöglich machen wird.

Die Entwicklung der Liebe bringt uns zu der Erkenntnis der Einheit, der Wahrheit, daß wir alle ein Teil der einen großen Schöpfung sind.

Die Ursache all unserer Probleme ist das Selbst und die Getrenntheit und diese löst sich auf, sobald Liebe und das Wissen um die größere Einheit zu einem Teil unseres Wesens werden. Das Universum ist Gott in objektiver Gestalt, bei seiner Geburt ist es die Wiedergeburt Gottes, bei seinem Ende eine Höherentwicklung Gottes. Dasselbe gilt für den

Menschen: Sein Körper ist seine äußere Verkörperung, eine objektive Manifestation seines inneren Wesens. Er ist der Ausdruck seiner selbst, die Verkörperung der Qualitäten seines Bewußtseins.

In unserer westlichen Zivilisation haben wir das berühmte Beispiel, das große Vorbild für Vollkommenheit und die Lehren Christi, um uns zu führen. Er dient uns als Mittler zwischen unserer Persönlichkeit und unserer Seele. Seine Aufgabe auf Erden bestand darin, uns zu lehren, wie wir Harmonie und Kommunion mit unserem Höheren Selbst erlangen können, mit unserem Vater, der im Himmel ist, und wie wir dadurch Vollkommenheit in Einklang mit dem Willen des großen Schöpfers aller Dinge erreichen.

So lehrten auch Buddha und andere große Meister, die von Zeit zu Zeit hinab auf die Erde kommen, um den Menschen den Weg zur Erlangung der Vollkommenheit zu weisen. Für die Menschheit gibt es keinen halben Weg. Die Wahrheit muß anerkannt werden, und der Mensch muß sich selbst mit dem unendlichen Plan der Liebe seines Schöpfers vereinen.

Und so kommt hinaus, meine Brüder und Schwestern, in den herrlichen Sonnenschein des Wissens um unsere Göttlichkeit, und macht euch ernsthaft und beharrlich daran, euch an dem großen Plan, glücklich zu sein und Glück zu verbreiten, zu beteiligen, euch mit der großen Schar der Weisen Bruderschaft zu vereinen, die ihr ganzes Leben dem Ziel widmet, dem Wunsch ihres Gottes zu gehorchen, und deren große Freude im Dienst an ihren jüngeren Mitmenschen liegt.

# Einige grundlegende Betrachtungen über Krankheit und Heilung

(Homoeopathic World, 1930)

Um Krankheit, ihr Ziel, ihr Wesen und ihre Heilung zu verstehen, müssen wir zum Teil den Grund unseres Seins und die Gesetze unseres Schöpfers in Bezug zu uns begreifen.

Es ist von wesentlicher Bedeutung zu erkennen, daß der Mensch zwei Aspekte hat, nämlich einen spirituellen und einen physischen. Und daß von diesen beiden Faktoren der physische unendlich viel weniger bedeutend ist.

Unter der Führung unseres spirituellen Selbst, unseres unsterblichen Lebens, ist der Mensch dazu geboren, Wissen und Erfahrung zu sammeln, und sich als physisches Wesen zu vervollkommnen.

Der physische Körper allein ohne Verbindung zu der spirituellen Dimension ist eine leere Hülle, ein Korken auf dem Wasser, aber wenn er mit dem Spirituellen vereint ist, ist das Leben eine Freude, ein Abenteuer, das unser Interesse vollkommen in Anspruch nimmt, eine Reise, die uns Glück, Gesundheit und Wissen bringt.

Unsere Evolution begann als neugeborener Säugling ohne Wissen, dessen ganzes Interesse auf sich selbst gerichtet war. Unsere Bedürfnisse waren auf unser Wohlergehen, Nahrung und Wärme begrenzt. Mit dem Heranwachsen entsteht dann der Wunsch nach Macht und daher bleiben wir für eine Weile immer noch auf uns selbst bezogen, wobei wir nur auf unseren eigenen Gewinn und weltliche Ziele bedacht sind.

Dann kommt der Wendepunkt: Die Geburt des Wunsches, sich in den Dienst unserer Mitmenschen zu stellen, und dann beginnt der Kampf, denn im Verlaufe unserer weiteren Evolution müssen wir unsere Selbstbezogenheit in Selbstlosigkeit verwandeln, Getrenntheit in Einheit, und all das Wissen und die Erfahrung sammeln, die uns die Welt lehren kann. Und wir müssen alle menschlichen Qualitäten in ihre entgegengesetzten Tugenden umwandeln.

Wir lernen jedoch langsam, immer nur eine Lektion auf einmal, aber wir müssen die besondere Lektion lernen, die unser spirituelles Selbst uns auferlegt, wenn wir glücklich und gesund sein wollen.

Wir lernen nicht alle zur gleichen Zeit dieselbe Lektion. Der eine überwindet seinen Stolz, der andere seine Angst, wieder ein anderer seinen Haß usw., aber der wesentliche Faktor für Gesundheit besteht darin, daß wir die Lektion lernen, die für uns bestimmt ist.

Das Stadium unseres Fortschritts spielt keine Rolle, ob wir nun auf der Stufe eines Eingeborenen oder eines Jüngers stehen ist in Hinsicht auf unsere Gesundheit bedeutungslos. Aber es ist von Bedeutung, daß wir in Harmonie mit den Geboten unserer Seele leben. Ob es nun darum geht, Wohlstand zu erlangen oder das aufopfernde Leben eines Märtyrers zu führen, Gesundheit hängt davon ab, die Befehle unseres eigenen spirituellen Selbst zu befolgen und in Einklang mit ihnen zu leben.

Unsere Seele stellt uns in die Lebenssituation hinein und stellt uns die Aufgabe, sei dies nun Schuhputzer oder Herrscher, Prinz oder Bettler, die für unsere Evolution am besten geeignet ist, und wo wir die notwendige Lektion am besten lernen können. Welche Position auch immer wir haben, besteht die einzige Notwendigkeit darin, die besondere Aufgabe zu erfüllen, die uns zugedacht ist, und alles wird gut sein.

Krankheit ist die Folge eines Konfliktes, wenn sich die Persönlichkeit weigert, den Geboten der Seele zu gehorchen, wenn eine Disharmonie, Krankheit, zwischen dem höheren oder spirituellen Selbst und der niedrigeren Persönlichkeit, die wir als uns selbst kennen, besteht.

Niemandem von uns wird mehr aufgegeben, als wir leisten können, noch wird mehr von uns verlangt, als in unserer Macht liegt.

Dann entscheidet sich das Leben selbst für die Bemühung, die niedrigen Qualitäten des Selbst in die höheren Tugenden der selbstlosen Einheit zu verwandeln. Nicht indem es drastische Maßnahmen ergreift, sondern durch eine langsame, allmähliche und glückliche Evolution.

Während unserer Reise auf der Suche nach Vollkommenheit gibt es verschiedene Stadien. Selbstbezogenheit in Selbstlosigkeit, Wunschdenken in Wunschlosigkeit, Getrenntheit in Einheit zu verwandeln, kann nicht in einem einzigen Augenblick geschehen, sondern durch eine allmähliche, beständige Evolution, und wir müssen eine Stufe nach der anderen meistern, während wir voranschreiten. Einige Stufen sind womöglich vergleichsweise einfach, andere außerordentlich schwierig, und dann kann es sein, daß Krankheit auftaucht, weil es uns in diesen Zeiten nicht gelingt, unserem spirituellen Selbst zu folgen, und der Konflikt entsteht, der wiederum Krankheit hervorbringt.

Entsprechend der jeweiligen Entwicklungsstufe, auf der wir einen Fehler machen, entwickelt sich auf der physischen Ebene eine bestimmte Mentalität, die ihre entsprechenden Resultate sowohl auf den Patienten als auch auf die Menschen, die in Beziehung zu ihm stehen, hat. Es ist diese Gemütsverfassung, die dem Arzt die wahre, fundamentale Ursache des Problems enthüllt und ihm den Schlüssel für eine erfolgreiche Behandlung liefert.

Von hier aus kann die Anstrengung ermittelt werden, die der Patient machen muß, wenn er fehlgeht, und auf diese

Weise kann die richtige Behandlung für sein Wohlergehen abgeleitet werden.

Hahnemann lehrte, daß ›Gleiches Gleiches heilt‹. Dies ist bis zu einem bestimmten Punkt wahr, aber das Wort ›heilt‹ ist ein wenig irreführend. Gleiches weist Gleiches ab, wäre zutreffender.

Krankheit an sich ist Gleiches, das Gleiches heilt, oder besser, Gleiches, das Gleiches zurückweist.

Die Ursache für Krankheit liegt darin, uns zu veranlassen, eine falsche Handlungsweise aufzugeben – die effektivste Methode, um unsere Persönlichkeit in Einklang mit unserer Seele zu bringen. Gäbe es keinen Schmerz, wie könnten wir wirklich wissen, daß Grausamkeit schmerzt? Wenn wir niemals einen Verlust erleiden, wie könnten wir jemals das Leid erkennen, das durch Raub verursacht wird? Zwar sollten wir unsere Lektionen auf der geistigen Ebene lernen und uns so körperliches Leiden ersparen, aber vielen von uns gelingt dies nicht. Und daher wird uns Krankheit geschickt, um unsere Evolution zu beschleunigen. So grausam Krankheit bei oberflächlicher Betrachtung auch scheinen mag, ist sie ihrem Wesen nach in Wirklichkeit wohltätig. Es ist die Methode, die von unserer eigenen väterlichen, liebenden Seele angewandt wird, um uns auf den Weg zum Verständnis zu bringen.

Darüber hinaus sollten wir uns daran erinnern, daß Leiden (obwohl wir so klug sein sollten, es zu vermeiden) in gewisser Weise ein Privileg ist, da es darauf hinweist, daß die Persönlichkeit ein Entwicklungsstadium erreicht hat, wo eine Korrektur möglich ist. Kleine Babys werden nicht bestraft.

Daraus wird sofort ersichtlich, wie man Krankheit vermeiden kann. Wenn wir nur auf die Stimme unseres spirituellen Selbst hören könnten, wenn wir nur in Harmonie mit unserer Seele bleiben würden, wäre keine so schwere Lektion nötig und wir könnten ohne Krankheit leben.

Daher besteht die Aufgabe des Arztes darin, dem Patienten zu diesem Ziel zu verhelfen, indem er ihm spirituelle, geistige und körperliche Unterstützung zukommen läßt.

Das Genie Hahnemann erkannte die Natur und die Ursache von Krankheit, verwendete ähnliche Heilmittel, die, indem sie die Krankheit vorübergehend verstärkten, dieses Ziel beschleunigten. Er verwendete ähnliche Gifte, um die Gifte aus dem Körper zu beseitigen.

Aber nun, nachdem wir darüber nachgedacht haben, wo uns sein Genie verlassen hat, wollen wir einen Schritt weitergehen und wir werden erkennen, daß es sogar einen neuen und noch besseren Weg gibt.

Wenn ein Patient einen geistigen Irrtum begeht, resultiert daraus ein Konflikt zwischen dem spirituellen und physischen Selbst und das Endergebnis wird Krankheit sein. Der Fehler mag beseitigt, das Gift aus dem Körper entfernt werden, aber es bleibt ein Vakuum zurück, eine schädliche Kraft ist fort, aber dort, wo diese Kraft lokalisiert war, bleibt ein Leerraum zurück.

Die vollkommene Methode besteht nicht so sehr darin, den schädlichen Einfluß zu beseitigen, als vielmehr darin, sich seine entgegengesetzte Tugend anzueignen, und den Fehler mittels dieser Tugend auszumerzen. Dies ist das Gesetz der Gegensätze, von Positiv und Negativ.

Nehmen wir folgendes Beispiel: Ein Patient hat Schmerzen, weil in seinem Wesen Grausamkeit vorhanden ist. Er kann diese Eigenschaft unterdrücken, indem er sich ständig vornimmt: »Ich will nicht grausam sein«, aber dies bedeutet einen langen und anstrengenden Kampf, und sollte es ihm gelingen, die Grausamkeit zu eliminieren, bleibt eine Lücke zurück, ein Leerraum. Aber sollte sich der Patient auf die positive Seite konzentrieren, nämlich Mitgefühl zu entwickeln, und diese Tugend in sein Wesen aufzunehmen, wird die Grausamkeit ohne irgendeine weitere Anstrengung ersetzt und wird für alle Zeiten unmöglich.

Daher lehrt und hilft die vollkommene Wissenschaft des Heilens dem Patienten, die Tugend zu entwickeln, die ihn ein für allemal gegen die schädliche Eigenschaft immun macht, die auszulöschen sein besonderer Kampf ist.

Diese Form des Heilens steht nicht unter dem Motto: ›Du sollst nicht‹, sondern ›Gesegnet sind sie‹.

Ein anderes großes Prinzip, das Hahnemanns Genie entsprang, soll hier in Betracht gezogen werden: nämlich die Lehre von der Heilung von innen heraus.

Zunächst muß der Geist geheilt werden und dann wird der Körper folgen. Den Körper und nicht den Geist zu heilen, kann sehr schwerwiegende Folgen für den Patienten haben, da der Körper auf Kosten der Seele gewinnt. Es wäre besser, einen Körper zu verlieren, als die Lektion zu verpassen.

Deshalb besteht die Arbeit des Arztes in zweierlei Hinsicht, nämlich seinem Patienten zu helfen, seinen spirituellen Fehler zu korrigieren, und ihm diejenigen Heilmittel zu verschreiben, die ihm helfen, dies auf der physischen Ebene zu bewirken, so daß der gesündere Geist eine Heilung des Körpers herbeiführen wird.

Für das letztere ist es von wesentlicher Bedeutung, daß die gewählten Heilmittel lebensspendend und aufbauend sind und solche Schwingungen in sich tragen, die eine erhebende Wirkung haben.

In der Wahl dieser Mittel müssen wir ihren evolutionären Status in Hinsicht auf den Menschen berücksichtigen.

Metalle befinden sich auf einer Stufe unter dem Menschen. Die Verwendung von Tieren würde Grausamkeit erfordern und in der göttlichen Heilkunst darf keine Spur von Grausamkeit vorkommen. Daher bleibt uns das Pflanzenreich. Es gibt drei Arten von Pflanzen. Die erste Gruppe befindet sich in ihrer Evolution auf einer etwas niedrigeren Stufe als der Mensch. Dazu zählen die primitiven Arten, die Seegräser, der Kaktus, der Teufelszwirn usw. Dazu gehören auch diejenigen, die für falsche Zwecke verwendet worden sind, wovon einige giftig sind: Bilsenkraut, Belladonna und die Orchideen sind einige Beispiele hierfür.

Eine zweite Kategorie, die auf derselben Stufe wie der Mensch steht und unschädlich ist, kann als Nahrung verwendet werden.

Aber es gibt noch eine dritte Gruppe, die sich auf einer relativ hohen oder höheren Evolutionsstufe befindet als die durchschnittliche Menschheit. Unter diesen Pflanzen müssen wir unsere Heilmittel wählen, denn sie besitzen die Kraft, zu heilen und Segen zu bringen.

Darüber hinaus macht dies keine Grausamkeit erforderlich, denn da diese Pflanzen den Wunsch haben, zum Nutzen der menschlichen Natur benutzt zu werden, wird ihnen ein Segen zuteil, während sie dem Menschen dienen.

Da die erste Pflanzengruppe die Schwingungen des Körpers herabsetzt, macht sie ihn als Wohnstätte für das spirituelle Selbst ungeeignet, und daher kann sie den Tod verursachen.

Aber die letzte Gruppe besitzt die Macht, unsere Schwingungen zu heben, und daher kann sie uns die spirituelle Kraft verleihen, die Geist und Körper reinigt und heilt.

Unsere Arbeit als Ärzte stellt sich daher in groben Zügen folgendermaßen dar: die menschliche Natur zu erforschen, so daß wir in der Lage sind, unseren Patienten zu einem Wissen über sich selbst zu verhelfen, und ihnen zu raten, wie sie ihre Persönlichkeit mit ihrer Seele in Harmonie bringen können, und darüber hinaus die wohltätigen Heilmittel zu verschreiben, welche die Schwingungen der Persönlichkeit heben. Auf diese Weise wird die Tugend entwickelt, die erforderlich ist, die Harmonie zwischen dem höheren und dem niederen Selbst herzustellen, die vollkommene Gesundheit zur Folge hat.

Und nun wollen wir den praktischen Aspekt in Hinsicht auf Diagnose und Behandlung betrachten.

In erster Linie gibt es sieben Hauptunterteilungen, in die wir unsere Patienten einordnen müssen.

Entsprechend der besonderen Lektion, die gelernt werden muß, kann ein Mensch in einem der folgenden fundamentalen Prinzipien fehlgehen:

1. Macht
2. Intellektuelles Wissen
3. Liebe
4. Gleichgewicht
5. Dienst
6. Weisheit
7. Spirituelle Vollkommenheit

Bevor wir fortfahren, sei noch einmal betont, daß das Vorhandensein von Krankheit ein Hinweis darauf ist, daß die Persönlichkeit sich in Konflikt mit der Seele befindet.

Qualitäten und Tugenden sind relativ und was bei dem einen eine Tugend ist, kann bei einem anderen ein Fehler sein. Nach Macht zu streben kann bei einer jungen Seele richtig sein und muß keinen Konflikt zwischen der Persönlichkeit und dem spirituellen Selbst hervorrufen, aber was in diesem Fall richtig ist, wäre in dem fortgeschritteneren Stadium der Jüngerschaft fehl am Platze und daher falsch, wenn die Seele für die Persönlichkeit beschlossen hat, zu geben anstatt zu nehmen.

Daher kann eine Eigenschaft an sich nicht nach richtig oder falsch beurteilt werden, ohne die evolutionäre Stufe des Individuums zu berücksichtigen.

Was wir als böse kennen, ist Gutes am falschen Platz.

Aber das Vorhandensein von Krankheit weist darauf hin, daß Eigenschaften in der Persönlichkeit verankert sind, die zu beseitigen sich die Seele bemüht, weil diese Eigenschaften unter dem evolutionären Niveau dieses Menschen sind.

Darüber hinaus muß sich der Patient hartnäckig weigern, auf die Stimme des Gewissens zu hören, seine Erfahrung auf der geistigen Ebene zu sammeln, und daher besteht die Notwendigkeit für eine noch schwierigere Lektion, die ihm die Krankheit erteilt.

Aus der Mentalität unserer Patienten können wir den Fehler erkennen, aufgrund dessen es der Persönlichkeit nicht gelingt, mit dem evolutionären Standard Schritt zu halten, den die Seele wünscht.

Aus den Irrtümern, die in jedem der sieben Prinzipien begangen werden, ergeben sich folgende Typen:

1. Macht: Tyrann, Autokrat, Effekthascher
2. Intellekt: Magier, Zerstörer, Satyr
3. Liebe: Inquisitor, Haß, Wut
4. Gleichgewicht: ekstatisch, Wetterfahne, hysterisch
5. Dienst: selbstgerecht, Egoist, Flirt
6. Weisheit: Agnostiker, Narr, Clown
7. Spirituelle Vollkommenheit: Enthusiast, Puritaner, Mönch

Es spielt keine Rolle, an welcher physischen Krankheit unser Patient leidet, vielmehr müssen wir verstehen, zu welchem der oben genannten Typen er gehört.

Noch dürfen wir erwarten, daß die Charaktermerkmale immer so deutlich hervortreten, denn in vielen Fällen ist nur noch eine Spur von der schädlichen Eigenschaft in ihren Wesen vorhanden, aber dennoch ist es wesentlich, ihren grundlegenden Irrtum genau zu verstehen, um eine erfolgreiche Behandlung zu gewährleisten.

Darüber hinaus wird die Persönlichkeit von vielen Patienten, die uns konsultieren, von irgendeinem dominanten Verwandten oder Freund ausgepreßt, und bei manchen von ihnen ist es leichter, eine Diagnose von dem dominierenden Menschen zu erhalten, denn er wird der gleiche Typ sein wie der Patient. Denn auch hier ist es wieder ein Fall, Gleiches mit Gleichem zurückzuweisen, denn wir begegnen denjenigen, die unsere eigenen Fehler in noch deutlicher ausgeprägter Form haben, so daß wir das Leiden erkennen können, das solch schädliche Handlungen verursachen.

Bevor wir die oben dargelegten Typen detaillierter betrachten und soweit die Forschung die damit verbundenen Heilmittel bereits gefunden hat, wollen wir die Methoden der Dosierung erörtern.

Hier wiederum hat das Gesetz von Hahnemann Gültigkeit, nämlich nicht zu wiederholen, während eine Verbesserung stattfindet.

Die nachfolgend beschriebenen Heilmittel sind in ihrer Wirkungsweise wohltuend und verursachen weder eine Verschlimmerung noch eine Reaktion, denn ihre Wirkung besteht darin zu heben. Sie werden in der dritten, vierten und siebten Potenz zubereitet.

Zu Beginn einer Behandlung kann man eine Dosis der dritten Potenz zwei- oder dreimal täglich geben, bis eine deutliche Verbesserung zu verzeichnen ist, dann hört man auf. Solange ein Fortschritt gemacht wird, gibt man das Mittel nicht weiter, aber wenn der Patient einen Rückfall erleidet, verschreibt man drei oder vier Gaben mehr usw., jedesmal sollte eine geringere Dosis erforderlich sein. Man sollte nur zu der vierten oder siebten Potenz greifen, wenn die niedrigere Potenz keine Wirkung zeigt.

Wenn Sie einen Freund hätten, der einen großen Verlust erlitten hat, hätten Sie ihn zunächst oft besucht, um ihn aufzuheitern und zu trösten. Aber sowie er sich wieder erholt, werden Ihre Besuche sicherlich weniger.

In der gleichen Weise verwenden wir diese Potenzen. Sie sind Freunde und ein Segen für den Leidenden, aber, wie Hahnemann vorhersah, muß sogar der Kranke seinen Kampf allein austragen und darf nicht einmal von wohltätigen Arzneimitteln abhängig werden. Wenn es ihm daher bessergeht, ist es notwendig, alleine weiterzukämpfen, soweit dies möglich ist, ohne wieder um Hilfe zu bitten, bis dies wirklich nötig ist.

Und natürlich, je mehr der Patient danach strebt, den Fehler zu korrigieren, der hinter seiner Krankheit steckt, um so länger wird die Potenz vorhalten.

Und nun kommen wir zu einer Beschreibung von einigen der mit Krankheit verbundenen Typen und den Heilmitteln, die verabreicht werden, um diese Krankheiten zu heilen.

An dieser Stelle möchte ich Dr. F. J. Wheeler aus Southport meinen Dank für seine große Hilfe in Hinsicht auf die klinischen Resultate aussprechen, die er mit diesen Heilmitteln erzielt hat, sowie für seine Zusammenarbeit aus ganzem Herzen über eine beträchtliche Zeitspanne hinweg und seine finanzielle Großzügigkeit in großem Umfang, die alleine die Entdeckung vieler dieser Heilmittel möglich gemacht hat.

### Die Heilmittel und ihre Typen

Der vollständige botanische Name der einzelnen Heilmittel lautet folgendermaßen:

1. Agrimonia — *Agrimonia eupatoria*
2. Cerato — *Ceratostigma willmottiana*
3. Cichorium — *Cichorium intybus*
4. Clematis Flora — *Clematis erecta flora*
5. Cotyledon — *Cotyledon umbilicus*
6. Centaurium — *Erytrea Centaurium*
7. Impatiens — *Impatiens glandulifera*
8. Mimulus — *Mimulus guttatus*
9. Scleranthus — *Scleranthus annuus*
10. Arvensis — *Sonchus arvensis*
11. Verbena — *Verbena officinales*

### Agrimonia
### Der Inquisitor

Dieser Typ ist nicht immer leicht zu diagnostizieren, da diese Menschen ihre Schwierigkeiten verbergen.

Oftmals haben sie eine zwanglose Erscheinung, sind genial und voller Interesse am Leben und entschieden sympathische Leute. Sie trinken oftmals stark, obwohl nicht offensichtlich im Übermaß. Es kann sein, daß sie drogenabhängig sind und den Wunsch nach Aufregungen und einem vollbeschäftigten Leben haben. Daher verbergen sie ihr Leid in sich.

Man spürt, daß sich hinter ihrer Oberfläche eine Tragödie verbirgt, obwohl sie dies nur selten und nicht einmal vor ihren besten Freunden zugeben. Innerlich leiden sie unter aufgewühlten Gefühlen: Einer großen Angst vor der Gegenwart und besonders der Zukunft, die sie zum Selbstmord treiben kann. Sie scheuen keine Gefahr und sind in jeder Hinsicht leichtsinnig. Sie haben keinen Frieden. Sie sind aktiv, ruhelos, immer in Bewegung, brauchen wenig Schlaf und setzen sich erst spät zur Ruhe.

Gewöhnlich haben sie ein großes Interesse an Okkultismus und Magie. In Wirklichkeit sind sie gepeinigte Seelen, die ihres Leidens müde sind und den Tod als eine bessere Alternative vorziehen würden, obwohl sie nach außen hin tapfer kämpfen und eine gezwungene Heiterkeit an den Tag legen.

Häufig stellt man fest, daß sie von irgendeinem Menschen gequält werden, obwohl ihr Peiniger auf einer anderen Ebene sein kann.

Das Heilmittel bringt ihnen Frieden, beseitigt ihren inneren Aufruhr, vermindert ihr Verlangen nach Stimulanzien und gibt ihnen Ruhe.

## Cerato
### Der Narr

Für diejenigen, die vorwärtskommen möchten, doch verwirrt und unfähig sind, zwischen richtig und falsch zu unterscheiden. Mangelndes Wissen macht sie in ihrer Wahl der

Freunde, bei ihrer Arbeit, ihrem Vergnügen und den Einflüssen, die sie in ihr Leben eindringen lassen, unbedacht. Es handelt sich um diejenigen, deren Absichten gut, aber deren Besonnenheit und Klugheit schlecht ausgeprägt sind.

Sie konzentrieren sich zu sehr auf die Details des Lebens und übersehen die Hauptprinzipien: Die Konvention und Kleinigkeiten zählen mehr als die wichtigen Themen. Häufig verpassen sie Gelegenheiten aufgrund von unbedeutenden Einflüssen. Sie werfen ihr Lebenswerk weg, weil sie irgendein Verwandter oder Gefährte in negativer Weise davon überzeugt hat. Sie übertreiben ihre Pflichten, die sie gegenüber einem Mitmenschen haben, zu stark, und fesseln sich selbst an eine dominante Persönlichkeit, wenn sie statt dessen vielen Menschen dienen sollten.

Sie sind schwach und entschuldigen sich für ihren Peiniger, so wie eine Frau ihren betrunkenen Ehemann verteidigen wird, der sie schlägt. Sie sind innerlich unglücklich, weil sie unbewußt erkennen, daß sie ihre Zeit verschwenden. Sie sind im stillen mit ihren eigenen Bemühungen unzufrieden. Wenn man sie nur wirklich davon überzeugen könnte, die Wahrheit ihrer Dummheit zu erfassen, könnten sie sich zum Besseren verändern. Dieser Persönlichkeitstyp ist das Opfer des Egoisten und des Zerstörers.

Dieses Heilmittel bringt die Weisheit, die Wahrheit zu verstehen, die Urteilsfähigkeit, zwischen richtig und falsch zu unterscheiden, und verleiht Kraft und die Fähigkeit, auf dem rechten Weg zu bleiben, wenn man ihn erkannt hat.

## Cichorium
### Der Egoist

Diese Menschen benutzen andere gerne für ihre eigenen Zwecke. Sie sind besitzergreifend, das Gegenteil von der liebenden, sich aufopfernden Mutter. Sie sind redselig und sprechen schnell und unaufhörlich und ermüden andere mit ihrem Geschwätz. Sie sind schlechte Zuhörer, die das Gespräch immer wieder zurück auf ihre eigenen Interessen bringen. Sie versetzen andere wegen trivialen Dingen in Aufregung und Sorge. Sie scheinen anderen keinen Frieden und keine Ruhe zu gönnen. Sie sind egozentrisch, hart und nur mit ihren eigenen Angelegenheiten beschäftigt. Ihre Lebhaftigkeit, die vielleicht zunächst unterhaltsam und anziehend wirkt, ermüdet ihre Mitmenschen schon bald.

Sie lieben Gesellschaft und hassen es, alleine zu sein, ja in der Tat fürchten sie die Einsamkeit, da sie von anderen abhängig sind, weil diese ihnen Vitalität geben. Durch Geschichten voller Selbstmitleid und ihre Krankheiten verschaffen sie sich Mitgefühl und Aufmerksamkeit. Sie machen sehr viel Aufhebens um ihre Probleme und täuschen Krankheit vor, wenn sie meinen, daß sie auf diese Weise die Fürsorge von anderen erhalten.

Wenn es bei wichtigen Angelegenheiten nicht nach ihrem eigenen Kopf geht, sind sie gehässig, rachsüchtig, nachtragend und grausam. Sie sind sehr hartnäckig und berechnend, wenn es darum geht, ihre eigenen Ziele zu erreichen.

Als Verwandte oder Freunde sind sie fordernd, und, obwohl dies nicht immer erkannt wird, ziehen sie anderen Menschen viel Vitalität ab.

Oftmals sind sie dünn und blaß, haben fettige Haut und sind kälteempfindlich. Sie leiden unter chronischen Kopfschmerzen, Verdauungsstörungen, Verstopfung, Katarrh, Erkältungen sowie Nervosität. Sorgen regen sie sehr stark auf und verursachen oftmals Unwohlsein oder Bauchschmerzen. Der Appetit ist groß.

Das Heilmittel lindert die Symptome dieser Patienten und erweckt darüber hinaus ihr Mitgefühl für andere Menschen, was ihre Lektion ist. Somit wird ihre Aufmerksamkeit mehr von sich selbst abgelenkt und daher hört ihre Aggression aus Mitgefühl für ihre Opfer auf. So können sie denjenigen dienen, denen sie früher die Lebensenergie genommen haben.

Die Lektion besteht darin, durch die Hingabe an andere Menschen selbstlos zu werden.

## Clematis flora
## Der Ekstatische

Für diejenigen, die ›Träume zu ihrem Meister‹ machen. Sie leben in ihren Idealen, tun aber wenig für die praktische Seite. Oftmals lieben sie Bücher und verlieren sich im Lesen, besonders in jungen Jahren.

Sie lassen sich von religiösen oder patriotischen Bewegungen hinreißen und werden vorübergehend völlig von ihnen in Anspruch genommen, wobei sie ihre Alltagspflichten vernachlässigen. Sie wenden ihre Aufmerksamkeit sehr schnell von einer Unternehmung ab und wenden sich einer anderen zu.

Sie neigen dazu, allzustarke Bindungen an andere Persönlichkeiten einzugehen, und unterwerfen sich ihrer Macht. Dies geschieht freiwillig und ohne Angst und kann mit tiefer Zuneigung und dem Wunsch in Verbindung gebracht werden, niemals getrennt zu werden. Die stärkere Persönlichkeit benutzt ihren Einfluß während des Lebens womöglich in nachteiliger Weise. Oder sie ruft nach ihrem Tod ihren Partner zu sich. Das ist der Grund dafür, daß dieser Persönlichkeitstyp nicht gegen Krankheit kämpft.

Diese Menschen halten nicht besonders stark am Leben fest. Es bedeutet ihnen nicht besonders viel. Sie zeigen nur wenig Widerstand gegenüber Krankheit und scheinen keine Angst vor dem Tod, noch den Wunsch zu haben, wieder gesund zu werden. Sie sind gelassen, ruhig, finden sich mit ihrer Krankheit ab, nicht weil sie mutig sind, sondern aufgrund ihrer Gleichgültigkeit.

Daher gibt es in diesem Fall zwei Phasen: Die Ekstase in Hinsicht auf die Ideale und die Phase der Krankheit und stillen Resignation.

Das Heilmittel bringt Stabilität und versetzt den Patienten auf eine praktischere Ebene. Es bringt sie ›hinab auf die Erde‹ und ermöglicht ihnen, ihre Aufgabe in dieser Welt zu erfüllen.

## Cotyledon
## Der Hysteriker

Diese Patienten sind emotional instabil. Sie sind erregbar, nervös, in Notfällen unbrauchbar und regen sich über Banalitäten auf. Sie sind unzuverlässig aufgrund ihrer Unsicherheit und mangelnden Kontrolle. Sie möchten es gerne gut machen, aber versagen gänzlich, was auf ihre verantwortungslose Natur zurückzuführen ist. Ihre Schwäche verursacht große Angst, besonders ihre Unfähigkeit, ihre Fehler zu überwinden.

Hier finden wir viele Fälle von Hysterie: Hysterische Epilepsie und hysterische Lähmungen fallen in diese Gruppe.

Das Heilmittel regt ihre Fähigkeit zu Standhaftigkeit, ruhigen Mut und die ruhige Zielstrebigkeit zu gewinnen an.

Es verleiht die Charaktereigenschaften des römischen Zenturio: ›Treu bis in den Tod‹, so wie Scleranthus die Eigenschaften des Befehlshabers entwickelt.

## Centaurium
## Der Autokrat

In ihrem Streben nach Macht haben diese Menschen ihr Gefühl für das richtige Maß ihrer eigenen relativen Stellung und Bedeutung in der Welt verloren.

Ihre Sprache und Bewegung sind laut. Sie fordern Aufmerksamkeit, sind ungeduldig, besonders in bezug auf die Details ihrer eigenen Wünsche und ihres Wohlergehens. Sie sind anmaßend und völlig von ihren eigenen Leistungen in Anspruch genommen.

Gewöhnlich sind sie großgewachsen, haben eine rote Gesichtsfarbe und neigen zu hohem Blutdruck und den damit verbundenen Beschwerden.

Das Heilmittel verleiht diesen Charakteren Sanftheit und Nachsichtigkeit und vermindert sowohl die geistige als auch körperliche Spannung.

## Impatiens
### Der Enthusiast

Dieses Heilmittel wirkt bei akutem Schmerz, egal welche Ursache er hat. Seine Indikation ist die Heftigkeit des Schmerzes. In manchen Fällen brachte es Erleichterung, nachdem Morphium versagt hatte.

Es ist auch bei akutem geistigen Leiden angezeigt. Auch hier ist die Intensität maßgebend.

Es ist nützlich für diejenigen, die (egal, welchen scheinbaren Status sie haben) große Anstrengungen machen, irgendeine negative Eigenschaft zu überwinden. Daher die Intensität des Leidens, wenn sie fürchten zu versagen.

Darüber hinaus bringt das Heilmittel Frieden und wirkt entschieden hebend auf den Geist, was den Patienten gewöhnlich sehr bewußt ist.

## Mimulus
### Haß

Dieser Persönlichkeitstyp leidet unter Erschöpfung, Ermüdung und ist leicht zu ermüden. Diese Menschen haben verschwommene Ängste, die Furcht vor Unbekanntem, was sie nervös macht. Sie schlafen schlecht und der Schlaf bringt ihnen keine Erholung.

Sie haben eine Abneigung gegen Lärm, Sprechen und dagegen, daß man ihnen Fragen stellt, und sind sehr erschöpft davon. Sie wollen alleine sein und ihre Ruhe haben.

Oftmals interessieren sie sich für Spiritismus und sind medial veranlagt.

Ihre Erschöpfung und Entkräftung steht in keinem Verhältnis zu einer körperlichen Ursache.

Diesen Zustand findet man oftmals nach einer Grippeerkrankung. Das Heilmittel bringt wieder Ruhe und nimmt dem Patienten darüber hinaus die Angst. Es weckt das Mitgefühl in diesem Persönlichkeitstyp, was die erforderliche Lektion darstellt.


## Scleranthus
### Die Wetterfahne

Der Schlüssel zu diesem Persönlichkeitstyp ist mangelnde Stabilität und mangelndes Vertrauen. Sie besitzen kein Selbstvertrauen, weshalb sie immer den Rat anderer suchen und zwischen den verschiedenen Meinungen ihrer Freunde hin- und hergerissen sind. Sie sind unfähig, Entscheidungen zu treffen, und infolgedessen leiden sie unter geistiger Qual.

Sie sind nervös, ruhelos, scheuen Verantwortung und meiden Menschen, außer wenn sie Hilfe suchen. Ihr Fehler besteht darin, daß sie sich völlig auf den Intellekt und überhaupt nicht auf ihre Intuition verlassen. Es fällt ihnen schwer, sich geistig zu konzentrieren, da der Geist von einem Thema zum anderen schweift.

Sie sind Beispiele für Extreme: Zunächst Depression, dann Freude, in einem Augenblick sind sie optimistisch, im nächsten pessimistisch. Sie sind unzuverlässig und unsicher, weil sich ihre Einstellung ständig ändert. An einem Tag sind sie ein guter Gefährte, an einem anderen launisch. Manchmal sind sie gütig und extravagant, ein andermal geizig und knickerig.

Ihre Symptome, ihr Temperament usw. kommen und gehen, steigen und fallen in raschen Schwankungen, wobei sie dem Beispiel des geistigen Zustands folgen.

Das Heilmittel bringt ihnen Klarheit der geistigen Vision und verleiht ihnen die Fähigkeit, schnelle Entscheidungen zu treffen, sowie Entschlossenheit und Ruhe angesichts von Schwierigkeiten. Es entwickeln sich die Charaktermerkmale des effizienten Befehlshabers, so wie Cotyledon die Qualitäten eines guten Soldaten hervorbringt.

## Arvensis
### Der Zerstörer

Diese Menschen befinden sich in den Tiefen der düsteren Schwermut. Kein Licht, keine Freude, kein Glück. Sie sind äußerst unglücklich, was man an ihrem Gesicht erkennen kann. Und sie bringen Dunkelheit über andere.

Sie haben eine schmutzige Gesichtsfarbe und ihr Teint ist gelblich oder orangebraun.

Sie sehen immer nur die dunkle Seite der Dinge und sind verzagt. Sie weigern sich, die Gelegenheiten wahrzunehmen, Vergnügen zu haben. Sie grübeln immer über die dunkle Seite des Lebens nach. Sie suhlen sich in allem, was morbid ist und stecken andere mit ihrer Schwermut an und deprimieren sie.

Das Heilmittel bringt Sonnenschein in ihr Leben und verhilft ihnen, andere aufzuheitern.

## Verbena
### Der Puritaner

Dieses Heilmittel ist für diejenigen gedacht, die hohe Ideale haben und danach streben, ein gehobenes Leben zu führen, doch an irgendeinem Punkt versagen.

Es kann sein, daß der Patient zu streng, zu starr in seinen Prinzipien, zu engstirnig in seiner Einstellung ist, und sich bemüht, die Welt zu sehr nach seinen eigenen Idealen zu formen. Er lebt nach den höchsten Prinzipien und ist doch intolerant gegenüber den Fehlern anderer. Er ist zu hart gegenüber sich selbst und seine Entsagung ist zu übertrieben und nimmt seinem Leben jegliche Freude. Er versagt in der Großzügigkeit, Güte oder Ritterlichkeit.

In schwierigen Zeiten kann es sein, daß diese Menschen von ihren Maßstäben abweichen.

Dieses Heilmittel besänftigt die Natur,. erweitert die Perspektive, verstärkt die Großzügigkeit und Geduld und unterstützt die Standfestigkeit angesichts von schweren Prüfungen.

Die Lektion dieses Persönlichkeitstyps ist folgende: Toleranz, Geduld, Weitherzigkeit.

Obenstehend wurden bestimmte Persönlichkeitstypen beschrieben. Es gibt jedoch noch weitere Heilmittel, die notwendig sind, um diese Aufzählung zu vervollständigen, die hoffentlich gefunden und zur gegebenen Zeit veröffentlicht werden.

In der Medizin müssen wir die großen Prinzipien des Lebens erforschen, wenn wir für unsere Mitmenschen hilfreich sein wollen.

In dieser Welt sind wir alle auf demselben Weg, Mitreisende auf dem Weg zur Vollkommenheit. Wir müssen schließlich all das Wissen und die Erfahrung sammeln, die auf Erden gelernt werden können. Wir müssen unsere Selbstbezogenheit vollständig in Selbstlosigkeit verwandeln und all die Tugenden bis zur äußersten Reinheit entwickeln.

Die besondere Lektion der Gegenwart ist der Schlüssel für unseren Persönlichkeitstyp. Wir werden nicht in den Luxus eines Palastes hineingeboren, um tapfer die Härten des Lebens zu überwinden. Noch kommen wir als Bettler auf die Welt, um die kluge Handhabung von Wohlstand zu lernen. Die Umstände, die Umgebung und die Menschen, unter denen wir leben, sollten dem weisen Arzt alle als Hinweise dienen, welchen Kampf der Patient bestehen muß. Unsere

Fehler und Mißerfolge sind das Gegenteil der Tugend, nach der wir streben. Um unsere Begierde zu überwinden, werden wir womöglich in eine Familie hineingeboren, wo Trunkenheit üblich ist. Um unseren Haß zu besiegen, sind wir womöglich unter Menschen geboren, die grausam sind. In der Tat sind oftmals die negativen Eigenschaften, die wir geerbt haben, diejenigen, die wir insbesondere ausmerzen müssen. Und wenn es uns nicht gelingt, unsere Lektion auf der geistigen Ebene zu lernen, müssen wir unter den Folgen unseres Versagens leiden, bis der Fehler in uns selbst vollständig ausgemerzt ist.

Daher sind unsere Fehler und unsere negativen Gefährten und Lebensumstände das Gegenteil der Tugenden, die uns anzueignen wir versuchen.

In der Behandlung ist es von wesentlicher Bedeutung, den Persönlichkeitstyp zu diagnostizieren und die Tugend, die zu vervollkommnen er sich bemüht. Bis zu der Zeit, wo wir in der Lage sind, spirituelle Heilung zuteil werden zu lassen, müssen wir das Heilmittel verschreiben, das die Kraft besitzt, den Patienten in seinem Kampf zu unterstützen.

Daher beurteilen wir nur die Fehler und Verfehlungen der negativen Umstände eines Patienten als Hinweise für das Gute, das zu entwickeln er sich bemüht. Im Gegensatz hierzu müssen wir ernsthaft nach dem positiven Guten suchen. Wir müssen irgendeine Tugend finden, besonders eine herausragende Tugend, die unser Patient besitzt, wenn er sein Bestes herauskehrt, und ihm das Heilmittel verschreiben, das diese Tugend verstärkt, so daß sie seine Fehler aus seinem Wesen beseitigt.

Unsere Arbeit als Ärzte besteht darin, nach dem Besten zu suchen, entweder durch direkte Mittel oder indem wir die Fehler erforschen, die überwunden werden müssen. Und wir müssen das Beste mit aller Kraft, die wir aufbieten können, entwickeln und herauskehren. Es sollte unser Bemühen sein, unsere Patienten mit Hilfe der uns zur Verfügung stehenden Mittel auf ihrem höchsten Standard zu halten, und sie auf diese Weise befähigen, vorwärts zu schreiten.

Und nun, meine geschätzten Kollegen, gibt es eine einfache und noch vollkommenere Methode der Potenzierung der Heilmittel, als wir bisher verwendet haben.

Lassen Sie sich von der Einfachheit dieser Methode nicht von ihrer Verwendung abbringen, denn Sie werden feststellen, je weiter Ihre Forschung fortschreitet, um so besser werden Sie die Einfachheit der ganzen Schöpfung erkennen.

Die Heilmittel*, die in diesem Artikel beschrieben werden, wurden folgendermaßen zubereitet.

Ein Glasgefäß, so dünn wie möglich, wurde fast bis zum Rand mit reinem Wasser gefüllt, vorzugsweise Quellwasser. Nun wurde eine ausreichend große Menge der Blüten von der Pflanze in das Gefäß gelegt, bis die Wasseroberfläche völlig bedeckt war. Man wählte einen wolkenlosen Tag, und die Blüten wurden gepflückt, nachdem die Sonne ungefähr zwei Stunden lang auf sie geschienen hatte. Das Gefäß wurde dann in die Sonne gestellt und von Zeit zu Zeit wurde seine Position verändert, so daß das Sonnenlicht direkt über der Öffnung schien und das ganze Gefäß im Sonnenlicht badete.

Nach drei, vier und sieben Stunden wurde ungefähr ein Viertel der Flüssigkeit abgegossen und zu jeder Flüssigkeitsmenge ungefähr 20 Prozent reiner Alkohol hinzugefügt. Diese Flüssigkeiten können nun direkt als dritte, vierte und siebte Potenz verwendet werden.

An dieser Stelle sei darauf hingewiesen, daß die vier Elemente an diesem Prozeß beteiligt sind. Die Erde, um die Pflanze zu nähren. Die Luft, aus der sie Nahrung bezieht. Die Sonne oder das Feuer, um ihr die Fähigkeit zu geben, ihre Kraft zu verleihen. Und Wasser, um die wohltuenden,

---

* Mit Ausnahme von Impatiens, Mimulus und Cytoledon, die früher durch Pulverisierung hergestellt wurden.

magnetischen Heilkräfte der Pflanze aufzunehmen und damit angereichert zu werden.

Es gibt zwei Arten von Irrtümern: die Fehler der Unterlassung und die Fehler, die wir aktiv begehen.

Wenn wir eine Tugend besitzen, die wir nicht entwickeln, ist dies eine Unterlassungssünde. Es ist wie bei einem Menschen, der sein Talent versteckt. Und dieser Fehler ist mit einer latenten Krankheit verbunden. Einer Krankheit, die wie eine Wolke über uns hängt, doch niemals auf uns herabkommen muß, wenn wir unseren Fehler rechtzeitig erkennen und dann die erforderliche Tugend entwickeln.

Aktiv falsch zu handeln, ist mit aktiver Krankheit verbunden. Wenn wir gegen unser Gewissen Dinge tun, von denen wir wissen, daß sie im Gegensatz zu den Gesetzen der Einheit und Brüderlichkeit der Menschen stehen.

Daher ist es die Aufgabe des wahren Arztes, in der Lage zu sein, seinen Patienten zu helfen, indem er ihnen entweder die latente Tugend aufzeigt, die sie nicht entwickeln, oder die negativen Eigenschaften, die sie gegen die Gebote ihres besseren Selbst entfalten. Und es ist auch an uns, diejenigen Heilmittel zu verschreiben, die ihrem Wesen nach so wohltätig sind, daß sie die Kraft besitzen, dem Menschen dazu zu verhelfen, sein Verhalten in diesem Leben in Harmonie zu bringen, so daß es für das göttliche Wesen, aus dem alles Gute entspringt, annehmbar wird.

Schließlich wollen wir bei unserer Arbeit daran denken, daß Krankheit dazu gedacht ist, daß der Mensch sie besiegt, und daß sie der Menschheit unter der göttlichen Führung gegeben wurde, um alles Negative zu überwinden, wenn wir nur danach streben. Denn die Liebe und Wahrheit unseres Schöpfers ist allmächtig, und das Gute muß letztendlich den völligen Sieg erringen.

Wenn wir diese Wahrheit in all ihrer Hinlänglichkeit nur erkennen könnten, könnten wir den Sieg über die Krankheit womöglich jetzt in diesem Augenblick erringen.

# Masonic Lecture

(Oktober 1936)
Vortrag vor einer Versammlung von Freimaurern

Heute abend überbringe ich Ihnen eine wunderbare Botschaft, die vielleicht fast unglaublich erscheint. Und doch ist es die Wahrheit und sollte sehr vielen Hoffnung und Trost bringen.

Die Botschaft lautet: Krankheit ist heilbar.

Mit Hilfe der Heilkräuter, von denen ich heute abend sprechen möchte, gibt es keine normale Krankheit, die in diesem Land bekannt ist, die bisher noch nicht geheilt worden ist.

Hunderte und Tausende von Menschen, die an Krankheiten litten, die Beschwerden hatten, von denen sie glaubten, sie würden den Rest ihres Lebens bestehen bleiben, sind geheilt worden.

### Einführung

Heute abend möchte ich nicht versuchen, Ihnen Details über die wunderbaren Heilpflanzen mitzuteilen, die das Thema dieses Vortrags sind. All diese Informationen können Sie aus dem Buch entnehmen.

Die Hauptprinzipien sind folgende:
1. Es ist absolut kein medizinisches Wissen erforderlich.
2. Die Krankheit an sich ist von keinerlei Bedeutung.

3. Der Geist ist der sensibelste Teil unseres Körpers und daher der beste Führer, um herauszufinden, welches Heilmittel erforderlich ist.
4. Daher wird allein die Art und Weise berücksichtigt, wie ein Patient auf eine Krankheit reagiert. Nicht die Krankheit an sich.
5. Daher sind Angst, Depression, Zweifel, Hoffnungslosigkeit, Reizbarkeit, der Wunsch nach Gesellschaft oder Alleinsein sowie Unentschiedenheit die wahren Führer, die uns Aufschluß darüber geben, in welcher Weise ein Patient von seiner Krankheit beeinflußt wird, sowie zu dem Heilmittel, das er braucht.

Es besteht keine Notwendigkeit, Ihnen über die großartigen Heileigenschaften dieser Heilmittel mehr zu berichten, als Ihnen mitzuteilen, daß Abertausende von Menschen wieder gesund geworden sind, die keine Hoffnung mehr auf etwas anderes als lebenslange Krankheit hatten. Und Unzählige sind von normalen Krankheiten schnell geheilt worden. Und Unzählige haben Krankheit in ihren frühen Stadien verhindert.

Darüber hinaus sind diese Heilpflanzen so berühmt, daß sie nicht nur in Großbritannien verwendet werden, sondern in den meisten Ländern der Welt.

Das ganze Prinzip der Heilung mit dieser Methode ist so einfach, daß es von fast jedem verstanden werden kann, und sogar die Heilpflanzen selbst können von jedem, der Freude daran hat, gesammelt und zubereitet werden.

## Teil 2

Brüder, wir werden darüber belehrt, daß in uns ein lebendiges und unsterbliches Prinzip wohnt.

Über all die Jahrhunderte der Menschheitsgeschichte hinweg hat der Mensch daran geglaubt, daß in ihm selbst etwas

Größeres und Wunderbareres als sein Körper existiert und seinen Tod überdauert.

Seit unerdenklichen Zeiten hat der Mensch diesen Glauben in seinem Kopf.

Wir sind uns alle bewußt, daß es nicht unser Körper alleine ist, der unsere Schwierigkeiten verursacht. Wir sagen nicht: »Mein Körper ist besorgt oder ängstlich oder deprimiert«, sondern vielmehr: »Ich bin besorgt oder ängstlich oder deprimiert.« Wir sagen nicht: »Meine Hand fügt sich Schmerz zu«, sondern vielmehr: »Meine Hand tut mir weh.«

Wenn wir nur unser Körper wären, bestünde unser Leben aus nichts anderem als unseren eigenen Interessen und dem Streben nach unserem eigenen Gewinn, wir wären nur um unser eigenes Wohlergehen und die Erfüllung unserer eigenen Bedürfnisse besorgt.

Aber dies ist nicht der Fall. Jedes freundliche Lächeln, jeder gutgesinnte Gedanke und jede wohlmeinende Handlung, jede Tat, die aus Liebe oder Mitgefühl oder Mitleid mit anderen vollbracht wird, beweist, daß etwas Größeres in uns ist als das, was wir sehen. Daß wir einen Funken des Göttlichen in uns tragen und in uns ein lebendiges und unsterbliches Prinzip wohnt.

Und je mehr dieser göttliche Funken in uns leuchtet, um so mehr strahlt unser Leben sein Mitgefühl, sein Mitleid und seine Liebe aus, um so mehr werden wir von unseren Mitmenschen geliebt und sie deuten mit ihren Fingern auf uns und sagen: »Dort geht ein gottähnlicher Mensch.«

Darüber hinaus hängt die Menge des Friedens, des Glücks, der Freude, der Gesundheit und des Wohlbefindens, das wir in unserem Leben erfahren, davon ab, in welchem Maße der göttliche Funke in unsere Existenz eindringen und sie überstrahlen kann.

Seit unvordenklichen Zeiten hat sich der Mensch zwei großen Quellen der Heilung zugewandt. Nämlich seinem

Schöpfer und den Heilpflanzen der Natur, die sein Schöpfer erschaffen hat, um den Leidenden Linderung zu verschaffen.

Doch eine Wahrheit wurde meistens vergessen. Und zwar die Wahrheit, daß die Heilpflanzen der Natur, die zum Heilen erschaffen wurden, indem sie Trost bringen, besänftigen, uns unsere Sorgen und Ängste nehmen, uns der Göttlichkeit in unserem Inneren näherbringen. Und daß es dieser Zuwachs an Göttlichkeit in uns ist, der uns heilt.

Es ist ein wundervoller Gedanke, aber es ist die absolute Wahrheit, daß bestimmte Heilkräuter, indem sie uns Trost spenden, uns unserer Göttlichkeit näherbringen. Und dies zeigt sich immer wieder darin, daß die Kranken nicht nur von ihrer Krankheit geheilt werden, sondern mit ihrer Genesung Frieden, Hoffnung, Freude, Mitgefühl und Mitleid in ihr Leben einkehren. Oder, wenn diese Eigenschaften schon vorher vorhanden gewesen sind, werden sie um ein Vielfaches verstärkt.

Daher wird im Körper bei der Heilung mit diesen Heilpflanzen in keinster Weise das berücksichtigt, was auch und die Hilfe, die sie uns geben, nicht nur unseren Körper heilt, sondern unserem Leben und unserem Charakter die Eigenschaften unserer Göttlichkeit hinzufügt.

Daher wird der Körper bei der Heilung mit diesen Heilpflanzen in keinster Weise das berücksichtigt, was auch immer mit unserem Körper nicht in Ordnung ist. Denn alles, was wir suchen, sind diejenigen Eigenschaften des Leidenden, die in Disharmonie mit der Quelle des Friedens in seiner Seele sind.

Daher werden die gewöhnlichen Symptome des Leibes ignoriert, und wir konzentrieren uns ausschließlich auf Dinge wie Depression, Ungeduld, Sorge, Furcht, Unentschlossenheit, Angst, Zweifel, Intoleranz, Verachtung usw. All diese Eigenschaften, die in der Stille, der Sicherheit, dem Mitgefühl unseres inneren Selbst nicht vorhanden sind.

Und so wie diese negativen Eigenschaften durch die Behandlung mit den göttlichen Heilpflanzen verschwinden werden, wird sich der Körper mit ihrem Verschwinden, egal um welche Krankheit es sich gehandelt hat, wieder erholen.

Es ist so, als ob in dieser riesigen Zivilisation von heute, einer Zivilisation von großem Streß und großer Spannung, der innere Aufruhr so stark geworden ist, daß wir uns von der wahren Quelle des Heilens, unserer Göttlichkeit, zu weit entfernt haben. Doch unser Schöpfer, der um diese Dinge weiß, hatte Mitleid mit uns, und in seiner Gnade lieferte er uns einen Ersatz, um unsere Krankheiten zu heilen, bis die Zeit wieder gekommen oder die Umstände wieder eingetreten sind, wo das wahre und direkte Heilmittel wieder eingesetzt werden kann.

Doch diese Ersatzmittel sind eine wunderbare Hilfe. Denn wenn man die Freude, das Glück, die Güte betrachtet, die in ein Leben nach dem anderen einkehren, wenn sie von den Heilpflanzen geheilt werden, beweist dies zweifellos, daß nicht nur dem Körper alleine Segen zuteil wurde.

Darüber hinaus ist es sicher, daß die verstärkte Harmonie zwischen dem Höheren Selbst in unserem Inneren und unserem äußeren Körper die Heilung bewirkt hat.

Es besteht keine Notwendigkeit, detaillierter auf die gesamten 38 Heiler einzugehen. Die Details über die Heilpflanzen können Sie dem Buch entnehmen. Hier genüge es zu sagen, daß es für jede Stimmung, die einen Gegensatz zu unserem glücklichen, freudevollen Selbst darstellt, eine Heilpflanze gibt. Es ist nur notwendig, die Stimmung oder die Gemütszustände zu kennen, in denen sich der Patient befindet, und ihm das Heilmittel oder die Heilmittel zu verabreichen, welche sie beseitigen.

Es spielt keine Rolle, ob die Krankheit nur ein paar Minuten oder viele Jahre andauert, das Prinzip ist dasselbe.

Darüber hinaus sollten Sie einmal darüber nachdenken, was dies für unseren Alltag bedeutet. Fast jeder von uns besitzt irgendeinen Charakterzug, der aus der Harmonie geraten ist, wie zum Beispiel Depression, Sorge, Furcht usw. Diese Heilpflanzen beseitigen diese Zustände und verwehren Krankheit dadurch nicht nur den Eintritt, sondern machen unser Leben glücklicher, freudevoller und sinnvoller.

Und welche unter all den edlen Künsten ist größer als die des Heilens. Und was ist für die Menschheit schicklicher als – wie einige der Orden der Alten – den Schmerzgepeinigten Linderung, denjenigen, die vor einer schweren Prüfung stehen oder Kummer haben und allen Leidenden Trost und Hoffnung zu bringen.

Diese Heilmittel verleihen jedem von uns die Macht, diese Wohltaten zu vollbringen. Nicht aus ihrer eigenen Kraft heraus, sondern mit Hilfe der Kraft, die der große Schöpfer diesen Heilpflanzen verliehen hat.

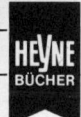

# RATGEBER ESOTERIK

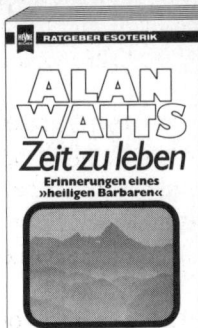
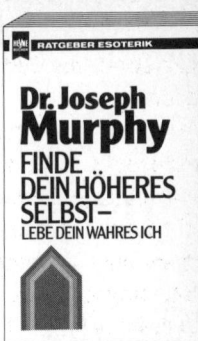
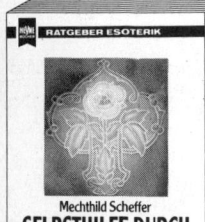
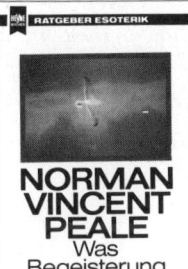
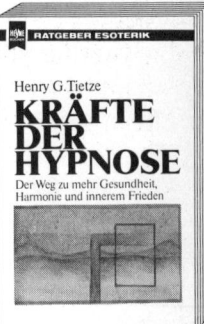
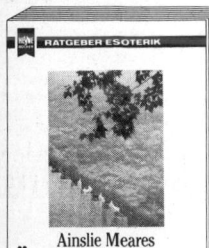
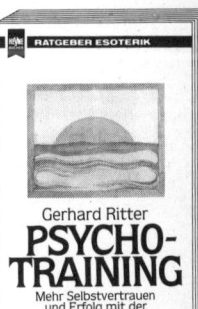

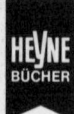